Baby sans blues
Guide pratique pour retrouver la forme après Bébé

Dans la même collection

Dr Emmanuel Serrabone, *Votre santé, un chemin de paix.*
Dr Madeleine Fiévet-Izard, *La ligne et la forme.*
Michel Pierre, *Les plantes de l'herboriste.*
Dr Madeleine Fiévet-Izard, *Faites maigrir votre mari en douceur.*
Dr Madeleine Fiévet-Izard et Dr Florence Mezzana, *La femme et son corps.*
Ingrid Bayot, *Parents futés, bébé ravi.*
Jean-Michel Lehmans, *Gym tendresse, gym câline.*
Serge Thivin, *Gelée royale mode d'emploi.*
Dr Marc Dellière, *L'homéoprévention. Garder forme et santé par l'homéopathie.*
Dr Bernadette de Gasquet, *Gym autour d'une chaise.*
Magdeleine Thenault-Mondolini, *Maquillage mode d'emploi. La leçon de maquillage.*

Les exercices présentés dans ce livre sont tirés de la méthode A.P.O.R. B. de Gasquet®. Leur utilisation à des fins commerciales est strictement interdite sans l'accord écrit préalable du Dr B. de Gasquet (bgasquet@noos.fr).

Dr Bernadette de Gasquet

BABY SANS BLUES
Guide pratique
pour retrouver la forme
après Bébé

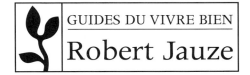

GUIDES DU VIVRE BIEN

Robert Jauze

Du même auteur

Bien-être et maternité, Implexe, 1997.
Enfance abusée : la mort dans l'âme, Robert Jauze, 2002.
Abdominaux : arrêtez le massacre, Robert Jauze, 2003.
Manger, éliminer (dir.), Robert Jauze, 2004.
Gym autour d'une chaise, Robert Jauze, 2004.
Bébé est là, vive Maman. Les suites de couches (dir.), Robert Jauze, 2005.

SOMMAIRE

INTRODUCTION

Ça y est : Bébé vient d'arriver. On l'entoure, on l'admire, on est aux petits soins pour lui… Belle-maman est ravie et Papa est très fier. Joie et bonheur dans la famille : le tableau est idyllique et l'image aussi belle qu'une gravure d'Épinal.

Mais… « Et moi, peut dire la maman ? Qui va s'occuper de moi ? »

C'est qu'après le temps radieux de la grossesse vient celui des lendemains… qui ne chantent pas toujours. Les suites de couches des jeunes mères de notre monde moderne ne ressemblent pas toujours à la représentation de plénitude que l'on veut s'en faire. Baby blues, kilos en trop, rétention d'eau, impression de vide, fatigue, solitude, douleurs dans le dos, dans le ventre, partout… Le corps maternel, qui vient de fournir tant d'efforts, est comme laissé à l'abandon.

Or, de quoi ont envie les jeunes mères, juste après l'accouchement ? De profiter à plein de leur bébé, bien sûr… Et pour cela, elles rêvent aussi, souvent en secret, d'être elles aussi entourées, dorlotées, aidées, massées, de trouver un réfrigérateur toujours plein et une maison propre et rangée, de se sentir en forme et bien dans leur corps. Mais les cures de thalassothérapie ne sont pas comprises dans le « forfait » naissance.

Il y a pourtant des solutions pour bien vivre cette période de transition, tout en prévenant les complications à long terme. Les sociétés traditionnelles l'ont compris depuis toujours et appliquent des principes simples et de bons sens pour aider les jeunes mères dans leurs premiers pas de maman. En les observant, et en s'en inspirant, on peut proposer aujourd'hui des choses très faciles à mettre en œuvre pour lutter contre la pesanteur et les pressions abdominales, remettre les organes en place, drainer les tissus, renforcer les muscles ou se relaxer… Parfois même dès la table d'accouchement.

Pour qu'après Bébé, le bonheur soit vraiment au rendez-vous pour Maman.

Lendemain de fête

Aujourd'hui, on fait les bébés parce qu'on les veut, presque quand on les veut, comme on les veut et pratiquement sans douleur. Il semblerait logique qu'après l'arrivée de ce bébé si bien attendu, tout ne soit que bonheur et félicité. Mais en réalité, les choses apparaissent plus compliquées.

La naissance se pose aujourd'hui dans une problématique nouvelle, avec notamment une absence de véritable modèle et une évolution des valeurs : la femme enceinte, le bébé et le père sont très valorisés. Les suites de couches n'intéressent personne. C'est le temps « mort » de la maternité. Et pour les mamans, cela ressemble surtout à une période de vide.

Vide institutionnel

Au niveau institutionnel, on tend à limiter de plus en plus la prise en charge des accouchées. La tendance est à la sortie précoce de la maternité, d'abord pour des raisons économiques mais aussi du fait d'un manque d'intérêt certain chez les professionnels de la naissance. Pour une sage-femme ou un médecin, dans le contexte actuel de médicalisation de l'accouchement, être affecté aux suites de couches est souvent considéré comme peu valorisant. Bonjour Bébé, au revoir Maman !

Dans le dossier, il est noté : « suites simples » (c'est-à-dire sans complications médicales).

Vide social

Durant les semaines qui suivent la naissance, la jeune mère se retrouve donc chez elle, en congé maternité. Cette protection vis-àvis du monde du travail est souvent aussi ressentie comme une quarantaine économico-sociale. La « femme qui vient d'accoucher » n'est plus une « femme enceinte », ni une « femme active » et pas encore tout de suite une « femme », au sens sexuel du terme. Elle se sent souvent seule et très isolée, dans une sorte d'espace temps hors statut.

Vide psychologique

Et, en plus, le moral ne va pas si fort. Il y a bien sûr le fameux baby blues, dû « aux hormones », ou plus exactement à la chute brutale des hormones de la grossesse. Mais d'autres facteurs psychologiques viennent perturber l'équilibre maternel. L'accouchement représente aussi un déséquilibre brusque, doublé d'un petit choc narcissique. On est enceinte et cinq minutes après, on ne l'est plus : le bébé est sorti, mais le ventre n'a presque pas dégonflé !

Après une plénitude de neuf mois, une présence permanente au plus profond de soi et l'excitation de l'attente, la naissance signifie également brutalité de la séparation, sensation de corps vide et d'enveloppe trop grande. On se sentait belle et épanouie, on ne se voit plus que grosse et molle !

Vide physique

Enfin, physiquement, l'ambiance n'est pas non plus toujours à la fête. Alors que les douleurs de l'accouchement sont bien maîtrisées, les suites peuvent être gâchées par des petits problèmes et des épisodes inconfortables : seins tendus, gonflés et qui coulent, avec éventuellement des crevasses, cicatrices (épisiotomie, déchirure périnéale, césarienne), hémorroïdes, contractions utérines, tension dans le dos ou la nuque, œdèmes dans les jambes, transpiration, fatigue… Alors qu'on s'attendait à se sentir simplement comblée !

La réponse de notre société

« Accouchée… levez-vous ! » Les réponses de notre société se placent toujours sur un registre médical et morcelé. Antalgiques, anti-inflammatoires, fer, antidépresseurs ou consultation psychologique, puis, plus tard, chez le pédopsychiatre, spécialité qui se développe de manière révélatrice. Quant aux séquelles éventuelles sur le corps de la femme, la rééducation périnéale ou abdominale dédouane tout le monde, même si elle intervient trop tard pour éviter les gros problèmes (descente d'organes notamment) et qu'elle laisse vide la période la plus critique des quarante premiers jours.

Le baby blues ? Secouez-vous, ça va passer ! Des massages, une thalasso ? Si vous avez les moyens de vous l'offrir… mais pas tout de suite ! Une aide, un réconfort psychologique ? Eh bien, le papa est là, non ? De toute façon, vous êtes tout ce dont votre enfant a besoin…

Maman a envie d'être enveloppée, réchauffée, bercée, qu'on lui procure détente et énergie, qu'on lui redonne un cadre, une forme… Elle se retrouve à la tête d'une famille, d'une maison dont la charge lui revient, priée presque du jour au lendemain d'être une femme « comme avant » doublée d'une mère parfaite.

Et si nous avions perdu de vue l'essentiel ? Si notre monde moderne hyperactif et nos structures ultramédicalisées avaient simplement trop négligé la composante maternelle de l'après-naissance ?

Les solutions des sociétés traditionnelles

Dans les sociétés traditionnelles, la grossesse est un état normal. Pas de surveillance rapprochée, pas de préparation à l'accouchement, pas de piédestal pour la femme enceinte. En revanche, la période des suites de couches est codifiée de façon extrêmement précise. La jeune mère est très entourée et valorisée, c'est elle qui est au centre du tableau. On vient s'occuper d'elle, lui apporter de la nourriture, des cadeaux. Les douleurs de l'enfantement, la prise de risque lors de l'accouchement sont célébrées. C'est le moment où la femme a le plus d'importance et elle est totalement prise en charge, corporellement et psychiquement.

Il ne faudrait pas idéaliser ce type de comportement : il ne s'agit pas de vénérer la mère, mais d'assurer la reproduction et la survie de l'espèce. Tout l'avenir gynécologique de la femme dépend effectivement des suites de couches et une femme doit avoir beaucoup d'enfants. S'occuper d'elle ainsi représente une action préventive et thérapeutique qui joue sur tous les plans.

Jamais seule

Dans beaucoup de traditions, la mère, très entourée, n'est jamais seule. Les tâches qui lui incombent sont partagées entre les autres femmes. Elle-même n'a plus que deux priorités : « se remettre », assurer l'allaitement et la « mise en route » du nouveau-né… Tout le reste peut attendre et, pendant ce temps… on s'occupe d'elle ! Mais elle est protégée de l'envahissement, en particulier d'étrangers qui pourraient être porteurs de maladies.

La possible dépression du post-partum est bien connue et prise en compte. La mère est comme maternée par les autres femmes, dans une sorte de compagnonnage qui encadre cet apprentissage du plus difficile des métiers.

On prend soin de toucher le corps de la mère, de le masser, de le contenir par des bandages. Cela redonne des limites précises au corps, des sensations, des repères dans l'espace. La brutalité de la séparation représentée par la naissance est atténuée par le rapprochement de la mère et de l'enfant, en tant qu'éléments bien individualisés. Souvent, le bébé aussi est emmailloté, ou du moins entouré d'une couverture ou d'un paréo. Il est « contenu » et non propulsé dans l'espace, dans le vide.

Reconstitution et élimination (la grossesse est un œdème physiologique)

On soigne la nourriture de la mère. Beaucoup de protéines, des plats chauds, épicés, riches. Ce n'est pas le moment de se carencer, il faut refaire des muscles, apporter de l'énergie, en privilégiant les aliments « yang » après la période très « yin » de la grossesse. Par ce biais, on rétablit aussi un équilibre hormonal, puisque l'accent est mis sur l'énergie masculine (yang).

On insiste sur la nécessité d'élimination. Immédiatement après la naissance, beaucoup de femmes grelottent. Elles ont besoin de chaleur et presque toutes les traditions prévoient non seulement de les réchauffer mais aussi de les faire transpirer. Le plus urgent à éliminer, c'est le liquide en trop dans les vaisseaux, souvent au niveau des jambes. Puis il s'agit de « purger », l'utérus, le sang… avec des tisanes, des décoctions, des massages aux plantes.

Repos complet

Ce travail métabolique intense et rapide très fatigant pour l'organisme, exige du repos pour bien se dérouler. Il faut « éliminer » la grossesse et tout ce qui a été fabriqué pendant neuf mois et n'est pas sorti à l'accouchement. Six kilos en deux heures, dix en quelques jours… Un régime amaigrissant record ! Traditionnellement, la mère reste donc chez elle sans sortir pendant au moins vingt et un jours, et le plus souvent allongée. La position idéale pour ménager des tissus dont l'élasticité vient d'être mise à rude épreuve pendant la grossesse. Il reste souvent de « la peau en trop » et, si la maman reste debout ou assise toute la journée (et parfois la moitié de la nuit !), la pesanteur faisant son œuvre, voilà les traits qui s'affaissent et les rides qui menacent, sans parler des risques de descente d'organes accrus dans cette période. Les Vietnamiennes conseillent ainsi de rester allongée, sans oreiller : effet lifting et protection garantis !

Prise en charge « mécanique »

Mais surtout, la maman est prise en charge à un niveau plus « mécanique ». D'une manière générale, sans pathologie, le bassin s'élargit d'un ou deux centimètres au niveau du tour de hanches après le premier accouchement. Même sans un gramme de graisse en plus, nous ne rentrons plus dans les jupes ajustées aux hanches, et ce définitivement. Le bassin a bougé car, pour laisser sortir le bébé, ce bassin, en forme d'entonnoir, s'est ouvert dans sa partie inférieure sous la poussée du bébé. Mais, par contre, il n'y a aucune poussée pour « refermer ».

Les matrones des sociétés traditionnelles referment le bassin immédiatement après la naissance, par des manipulations qui se révèlent être de la véritable ostéopathie empirique ! En même temps, elles mettent en place un bandage qui referme le périnée et rapproche les parois vaginales tout en soutenant les organes, ce qui aide de plus à la récupération de la continence et des fonctions sexuelles.

En un mot, décidément, un bébé, ça ne « passe » pas tout seul.

Une adaptation des traditions

Ici et maintenant

Les sociétés traditionnelles ont donc des habitudes et des solutions pour que les femmes se relèvent doucement de leurs couches. Bien. Mais là-bas, c'est là-bas, et avant, c'est avant. Et ici ? Est-il vraiment possible d'appliquer ces méthodes dans le contexte très médicalisé de la naissance ?

La réponse est oui ! En comprenant les composantes mécaniques et métaboliques qui les motivent, il est tout à fait possible d'adapter ces pratiques à notre quotidien.

Car de quoi s'agit-il là-bas ? De lutter contre la pesanteur et les hyperpressions abdominales, de remettre en place les organes et de fermer le bassin, de drainer les tissus et de renforcer les muscles.

Et comment cela peut-il se traduire chez nous ? Par des exercices de respiration, de positionnement, d'intégration du périnée au reste du corps. Par des postures à observer dès la table d'accouchement, puis à continuer seule. Par des massages internes (par la respiration) et des exercices de renforcement musculaire. Par de la relaxation.

Avec bébé

Inutile de rêver qu'on va trouver le temps de faire sa gym pendant qu'il dort. Vous avez vécu avec bébé dans le ventre, il vous faut maintenant apprendre à vivre avec bébé au sein, bébé dans les bras, puis avec bébé qui grandit et découvre le monde et son corps.

Les exercices proposés ici ne dissocient pas la mère de l'enfant, n'obligent pas à ce choix impossible : s'occuper de lui ou de soi, être mère ou être femme.

CHAPITRE PREMIER

REMETTRE LES ORGANES EN PLACE

Pour le bassin, l'accouchement ressemble à une « entorse physiologique ». C'est qu'au moment de sa naissance, le bébé distend les ligaments, il repousse, il écarte tout ce qui gêne son passage, sacrum et coccyx en arrière, ischions et épines sciatiques (os du bassin) sur les côtés : il faut qu'il sorte !

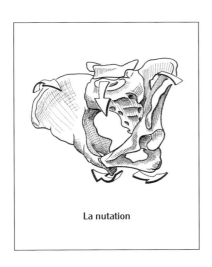

La nutation

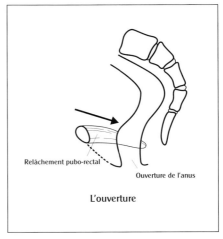

Relâchement pubo-rectal

Ouverture de l'anus

L'ouverture

Résultat : le bassin s'élargit, les abdominaux grands droits (les tablettes de chocolat, ceux qui sont devant comme des bretelles), distendus pendant la grossesse (ils s'écartent et s'allongent de quinze centimètres), ne se rapprochent pas complètement après la naissance. Certaines femmes gardent également les côtes très écartées.

Tout cela est normal : il faut bien que le bébé grandisse et naisse, mais ensuite, il s'agit de remettre les choses en place, de ne pas laisser le vide prendre la place du bébé. Si l'on ne fait rien, et pire encore, si vous vous levez rapidement après l'accouchement et que vous vous cambrez, la pesanteur aidant, rien n'aide à remonter les organes et à les contenir.

Et que font les accoucheuses dans les sociétés traditionnelles ? Elles conseillent à la jeune mère de rester allongée, le temps de « resserrer » et d'aider manuellement les organes et le bassin à se remettre en place. Au programme : massages, bandages et manipulations diverses, le plus tôt possible après la naissance du bébé.

Les pratiques traditionnelles

En Pologne, immédiatement après la sortie du placenta, la femme devait remonter l'utérus avec les mains, puis le maintenir en réalisant dix contractions du périnée. Puis la sage-femme stimulait les abdominaux en pratiquant des massages du pubis vers la taille, pour provoquer la contraction réflexe des muscles profonds. Résultat : moins de descentes d'organes. Cette pratique, pourtant simple, a été abandonnée depuis l'arrivée de la péridurale.

À Madagascar, l'accoucheuse masse très fermement et profondément le ventre de la jeune mère, en remontant l'utérus et en stimulant les ligaments, pendant au moins trois quarts d'heure. Les Japonaises ne posent pas un pied par terre avant que la symétrie du bassin, mise à mal au moment du passage du bébé, ne soit retrouvée.

Au Maghreb, les matrones effectuent une série de manœuvres très précises. D'abord, elles « suspendent » la jeune accouchée en la prenant sur leur dos, comme dans le jeu de « sonner les cloches ». Cette opération étire et décomprime les articulations, détend les muscles du dos et ceux qui relient la colonne au bassin. Par l'appui du sacrum sur le sacrum de celle qui porte, on obtient une contre-poussée dans le sens inverse de celle réalisée par le bébé pour « ouvrir ». Puis, elles pratiquent des tractions sur les jambes pour rétablir la symétrie du bassin. Enfin, elles entourent celui-ci d'un foulard pour le resserrer, maintenir l'utérus en place et empêcher sa descente.

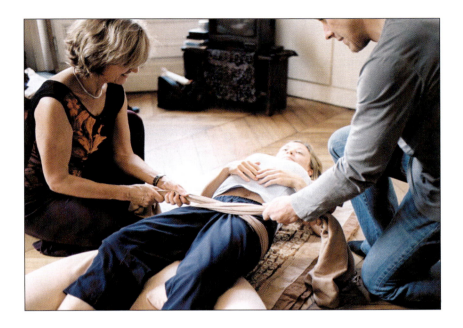

Ce bandage sera gardé au moins vingt et un jours, ce qui correspond… au temps de consolidation des entorses.

Toutes ces traditions répondent à une logique mécanique, basée sur une expérience de plusieurs siècles… largement oubliée dans nos sociétés modernes et ultramédicalisées. La bonne nouvelle, c'est que ces pratiques sont adaptables sans risque à nos naissances en maternité.

Chez nous, aujourd'hui

Sur la table d'accouchement, avant de mettre un pied par terre, il est possible de remonter les organes et de refermer le bassin. Le plus tôt est le mieux, puisque tout est mobile et que la pesanteur ne peut ensuite qu'accentuer les glissements et renforcer les contractures. Mais on peut quand même en tirer également profit dans les jours qui suivent, jusqu'à six semaines. Après, certaines choses sont figées et ne se récupèrent pas.

La position de départ : allongée, le bassin bien droit, le dos étiré mais pas tassé, un coussin sous les genoux (voir repositionnement du bassin), une alèse ou un foulard sous le sacrum.

Remonter l'utérus, la vessie et l'ensemble des organes

Vous avez beaucoup poussé, on a appuyé sur votre ventre pour aider le bébé à sortir : il est donc très important de commencer par remettre un peu vos organes en place, en commençant par respirer. Mais pas n'importe comment.

La fausse inspiration thoracique permet de remonter la vessie et l'utérus, elle aide à mieux les vider ; elle masse l'utérus, y active la circulation sanguine, stimule son involution en aidant à ses dernières contractions. Elle peut accélérer la délivrance du placenta et diminuer les hémorragies.

L'exercice de choix : la fausse inspiration thoracique

Expirez longuement sans pousser vers le bas, en remontant depuis le bas du ventre. Quand vous vous sentez vide, fermez la bouche, pincez-vous le nez pour le boucher. L'air ne peut plus rentrer. Faites alors le geste d'inspirer, comme à la gymnastique en ouvrant les côtes et montant la poitrine. Appuyez bien l'arrière de la tête sur la table, menton rentré. Vous devez sentir le ventre se creuser, la poitrine, l'utérus et l'ensemble des organes « remonter ». Pour aller plus loin, vous pouvez faire le geste de « renifler » mais sans laisser rentrer l'air car vous fermez les narines.

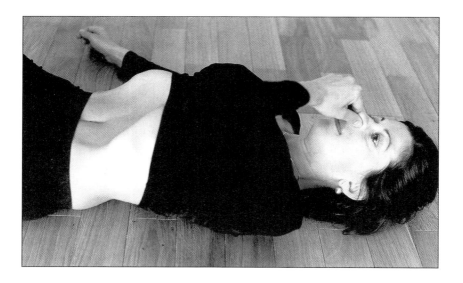

Simple ? Mais étonnamment efficace ! En créant une dépression très impressionnante dans l'abdomen, cet exercice crée une véritable aspiration qui a de nombreux effets positifs. C'est un puissant drainage du corps, indispensable en cette période.

En effet, la fausse inspiration thoracique :

– stimule l'utérus qui se contracte immédiatement, favorisant au passage l'éjection du lait. Plus vite l'utérus se rétracte moins vous perdez de sang, moins il est lourd et moins il tire sur les ligaments qui le suspendent et qui ont « grandi » avec lui ;

– régule le transit par le massage du côlon et du grêle ;

– masse l'utérus et la vessie, en aidant à les « verticaliser », ce qui accélère leur vidange ;

– remonte l'ensemble des viscères, favorise la vascularisation des ligaments et ainsi leur rétractaction, ce qui lutte contre les descentes d'organes ;

– stimule la circulation sanguine, aidant à prévenir les œdèmes des membres inférieurs et les varices ;

– dynamise la circulation lymphatique ;

– masse les organes d'élimination (le foie et les reins), évitant ainsi rétention d'eau, œdèmes, varices vulvaires et autres hémorroïdes, et la rate, stimulant la production de globules rouges et luttant contre l'anémie ;

– provoque une contraction réflexe des abdominaux profonds et rapproche les grands droits écartés par la grossesse. Idéal pour se refaire une taille fine, un ventre plat et remonter les seins… Excellent pour le moral !

Vous avez donc tout intérêt à pratiquer cet exercice dès la table d'accouchement et à le continuer intensivement dans les jours qui suivent.

Il peut s'associer à d'autres postures en fonction de vos tensions (nuque, dos, sciatiques, etc.).

Vous trouverez de nombreuses variantes de cet exercice dans la partie Abdominaux (chapitre 6).

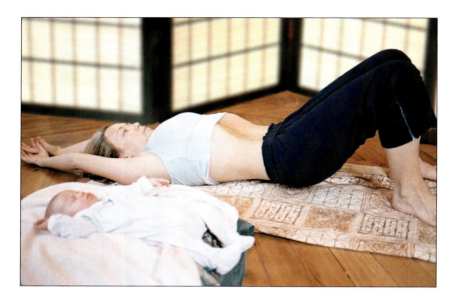

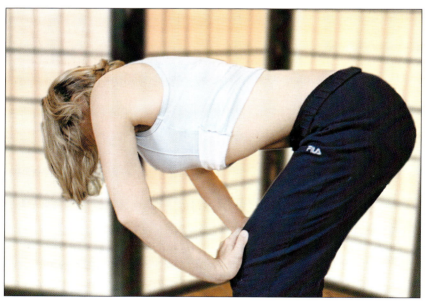

Deux exemples de fausse inspiration thoracique.

Resserrer et refermer le bassin

Un bandage adapté permet de rapprocher les os écartés lors du passage du bébé, de repositionner le bassin et de rapprocher les parois du vagin, tout en procurant une grande détente et une formidable sensation de légèreté à la jeune maman.

Les articulations sacro-iliaques sont libérées, ce qui soulage ces fameuses « sciatiques de grossesse » ou fausses sciatiques.

Opération bandage

Le tissu utilisé doit être assez long mais pas trop large (le drap d'un lit de bébé ou un grand foulard font parfaitement l'affaire…)

Placer le bandage

Le repère est simple : la jeune mère écarte latéralement une cuisse et on observe la ligne de flexion entre le fémur et le bassin. C'est dans cette « gouttière » que le tissu doit être positionné, entourant le bassin en prenant le haut des cuisses, mais sans déborder trop haut. Il s'agit de le refermer par le bas (un bandage trop large produirait l'effet inverse).

Serrer fort

N'ayez pas peur : ça ne fait pas mal ! Au contraire, c'est très agréable pour la maman, qui ressent une grande détente dans le bas du dos, l'impression d'être à nouveau « refermée » et de retrouver les limites de son corps. Cette fois, mécaniquement comme symboliquement, l'accouchement est vraiment terminé !

Mais, pour que la manœuvre soit efficace, il ne faut pas hésiter à serrer vigoureusement. L'idéal est de pratiquer l'opération à deux, une personne de chaque côté de la table d'accouchement. Le tissu croisé au-dessus du bassin de la jeune mère, chacun tire pour vraiment rapprocher les os et permettre au sacrum de basculer et de se repositionner.

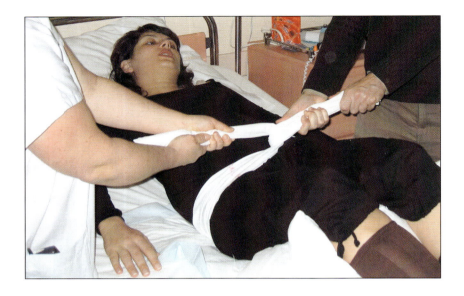

L'autre effet de ce bandage est de rapprocher les parois du vagin, de le « rétrécir » en profondeur. Or, cette partie du périnée joue un grand rôle dans le maintien des organes, tout comme dans les sensations ressenties lors des rapports sexuels. Encore un gage de récupération dans de bonnes conditions.

Bercer

Un peu de bien-être supplémentaire ? Une fois le bandage bien serré, on fait un demi-tour avec le tissu et on berce la maman quelques minutes, ce qui provoque une détente de tout le dos et une grande sensation de légèreté. Toujours bon à prendre après les derniers mois de lourdeur et les quelques heures de tension pendant l'accouchement.

Le caractère hypnotique du bercement est évident.

Ceinturer

Le mieux est alors de faire un nœud et de laisser le bandage en place pendant quelques heures. Ou de le recommencer une fois la maman de retour dans sa chambre à la maternité, puis régulièrement pendant les jours suivants.

Dans les pratiques traditionnelles, elle se porte en continu pendant vingt et un jours, le temps de consolider « l'entorse ».

Un peu plus tard, il peut être remplacé par une ceinture très étroite et élastique, renforcée de fermetures velcro, que vous avez peut-être déjà portée pendant la grossesse si vous avez souffert de douleurs ligamentaires.
Placée au même niveau que le foulard, elle aide à maintenir le dos, le bassin et les organes.

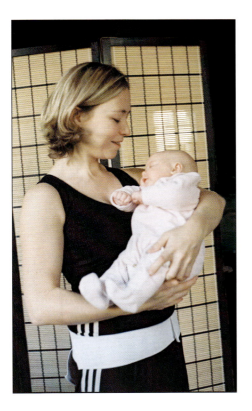
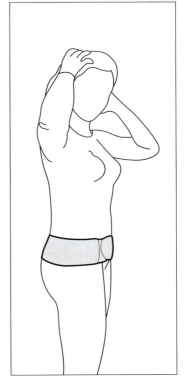

Avec cette ceinture, vous sentez tout de suite que vous vous redressez, que votre dos est plus fort, que votre ventre « tombe moins », que le périnée est plus tonique. Et elle ne vous empêche pas de bouger, de vous baisser, de monter les escaliers… ni de vous occuper de votre bébé. Au contraire.

CHAPITRE 2

ACQUÉRIR LES BONS RÉFLEXES

En pratique, il s'agit de retenir quelques principes et d'adopter les principaux gestes adaptables à notre mode de vie. Si l'on vous conseille de « vivre allongée » et de vous délester de nombreuses charges quotidiennes, de réapprendre à respirer ou à vous étirer, cela peut vous paraître un peu bizarre, à première vue. Mais vous allez vite en comprendre tout l'intérêt et en ressentir les effets positifs.

Lutter contre la pesanteur

La pesanteur, c'est l'ennemi numéro un. Cela est vrai tout au long de notre vie : la pesanteur est la grande responsable des silhouettes qui se tassent, des traits tirés vers le bas, des ventres qui s'arrondissent en fin de journée… Mais c'est encore plus vrai pour vous en ce moment. La grossesse vous a transformée : vos tissus sont distendus, vos muscles ont été « oubliés » par votre organisme tout occupé à fabriquer la maison du bébé, le liquide dans lequel il a nagé, le « gâteau » (placenta) qui l'a nourri et cette merveille de trois kilos et demi, vos seins lourds tirent sur le dos et la nuque… Bref, vous êtes fragile.

Considérez que vous n'avez « plus de jambes, plus de dos, plus d'abdominaux », en clair, plus la musculature nécessaire pour rester debout, marcher longuement, porter des charges lourdes.

Avant de reprendre vos habitudes « d'avant », il faut commencer par le commencement : éliminer ce qui a été fabriqué pour la grossesse, remettre en place tout ce qui a bougé, retrouver les bonnes positions et vous remuscler. Progressivement.

On vous dit qu'avec la péridurale, vous n'avez pas souffert, qu'avoir un bébé n'est pas une maladie et que les femmes, dans le temps, accouchaient dans les champs, posaient le bébé dans l'herbe et continuaient à travailler ? Écoutez votre corps plutôt que les esclavagistes.

Votre utérus est encore lourd (plus d'un kilo), les ligaments qui le suspendent au bassin devenus trop longs, votre sangle abdominale trop grande, et tout flotte un peu dans le vide laissé par le bébé en naissant.

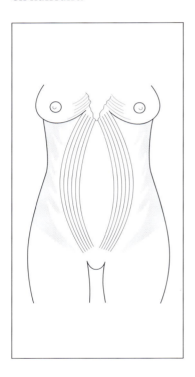
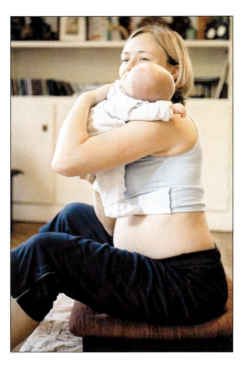

Bien sûr, la nature faisant bien les choses, elle a prévu une période d'involution et de rétractation naturelle, mais si vous restez debout toute la journée (et parfois une partie de la nuit), si vous tirez sur vos ligaments en portant bébé ou en soulevant un pack d'eau minérale, que croyez-vous qu'il va se passer ? La pesanteur va reprendre ses droits, attirant vos organes vers le bas et l'avant, maltraitant votre périnée, empêchant la bonne récupération de la tonicité de vos tissus.

Le bon réflexe : vivez couchée

Pendant les vingt et un jours qui suivent la naissance, il faudrait que le temps passé à l'horizontale soit supérieur au temps où vous êtes debout.

Aménagez votre quotidien. On peut faire tout un tas de choses allongée : allaiter, téléphoner, recevoir des visites, raconter une histoire à l'aîné…. Beaucoup d'autres tâches peuvent attendre, *votre récupération doit se poser en priorité absolue.*

Ne jouez pas la superwoman

Quand vous sortez, c'est pour vous promener, pour le plaisir de respirer et de prendre le soleil avec bébé. Ce n'est pas pour faire les courses dans l'optique de préparer le troisième dîner de la semaine avec votre groupe de copains.

Faites-vous livrer, acceptez l'aide qu'on vous propose, délaissez le ménage : tout ce qui n'est pas indispensable peut attendre. Il faut d'abord vous protéger des hyperpressions abdominales et de la pesanteur.

Évitez de porter tout objet trop lourd

Dans les sociétés traditionnelles, les jeunes mères ne portent pas leur enfant : on le leur amène pour qu'elles puissent l'allaiter. Vous apprendrez à prendre le vôtre dans vos bras en vous ménageant (voir chapitre 4), mais refusez absolument de soulever tout poids de plus d'un kilo… qui ne fait que renforcer l'effet de la pesanteur.

Attention ! Faites des pauses

Dès que vous sentez une lourdeur dans le bas du ventre (beaucoup de mamans disent qu'en fin de journée, elles ont l'impression que « tout descend » et soutiennent leur ventre de leurs mains, comme en fin de grossesse), arrêtez-vous. Allongez-vous, si possible le bassin surélevé, pour faire remonter les organes et soulager le périnée, le drainer aussi, car le sang s'y accumule, ainsi que dans les jambes, quand vous restez debout.

Lutter contre la constipation

Il est normal de ne pas avoir de selles dans les quarante-huit heures qui suivent l'accouchement. Mais ensuite, à la peur d'avoir mal s'ajoutent de simples problèmes d'organisation : il y a des visites, le bébé tète ou pleure, c'est l'heure de faire dîner l'aîné, etc. L'envie passe, les selles restent et la constipation s'installe.

Votre rectum se distend et s'alourdit, ajoutant encore aux pressions sur le périnée. Les selles deviennent dures et plus difficiles à expulser, alors qu'il vous est tout à fait contre-indiqué en ce moment de pousser pour vous en libérer.

Pour ne pas en arriver là, il suffit d'un peu de discipline au quotidien.

Le bon moment

Allez à la selle au premier besoin. Celui-ci apparaît en général après les repas, en particulier le petit déjeuner. N'attendez pas : c'est le besoin le plus puissant. Si vous allez aux toilettes tout de suite, vous n'aurez pas besoin de pousser et ce sera très rapide. Posez votre bébé, il peut attendre trois minutes. Si vous laissez passer ce besoin, c'est peut-être demain puis après-demain… Et vous aurez de moins en moins envie. Le réflexe disparaît.

La bonne position

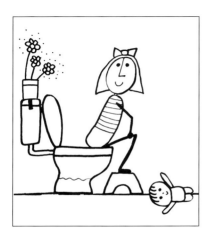

Penchée en avant, les pieds surélevés sur un petit banc ou deux gros annuaires.

Une position très utile aussi pour les enfants.

Ne poussez pas

Si c'est vraiment nécessaire, soutenez le périnée en avant, à l'aide d'une garniture, expirez en rentrant bien le ventre.

Aidez-vous éventuellement de suppositoires de glycérine pour déclencher le besoin, surtout si vous restez plus d'une journée sans aller à la selle. La fausse inspiration thoracique (premier chapitre) et des exercices d'abdominaux (chapitre 6) vous permettront également de stimuler le transit.

Rappels

- Ne poussez pas vers l'avant : ce n'est pas la direction.
- Ne restez pas longtemps sur les toilettes. Si ce n'est pas le moment, inutile de créer des pressions prolongées sur un périnée « ouvert ».
- Buvez plus que d'ordinaire. Vous transpirez beaucoup, vous fabriquez du lait : autant de liquide qui peut manquer à l'hydratation de vos selles.
- Pensez à adapter votre alimentation : ne négligez pas vos apports en fibres, et pensez pruneaux, pain et céréales complètes, fruits et légumes, miel…

Si vous avez des hémorroïdes, une épisiotomie importante, on vous donnera une gelée à base d'huile de paraffine, pour aider à faire glisser les selles sans douleur pour les débuts.

Bien respirer pour gérer les efforts quotidiens

Vous ne voyez pas le rapport entre respirer et soulever une valise ? Vous allez comprendre.

La grande élasticité de l'abdomen

Contrairement à la tête et au thorax, entourés d'os et « solides », votre ventre est très « mobile ». Seulement maintenu par la colonne vertébrale (en arrière) et le bassin (en bas), ses parois sont essentiellement constituées de muscles : diaphragme au-dessus, abdominaux et musculature dorsale autour, plancher pelvien en dessous. Cette souplesse permet une élasticité sans pareille et une parfaite adaptation aux variations. De volume, pour permettre de remplir l'estomac, de laisser grandir un bébé à l'intérieur. Mais les variations de volumes entraînent des variations de pressions : plus le volume diminue, plus la pression augmente ; si vous contractez vos abdominaux tout en abaissant votre diaphragme, la pression intra-abdominale s'accroît considérablement et le périnée est en dessous.

Cette élasticité est aussi un facteur de fragilité. Les organes et les viscères sont comme suspendus dans le ventre, par des ligaments plus ou moins lâches, le tout étant relié indirectement au diaphragme : quand celui-ci descend, tout descend, quand il remonte, tout remonte. Dans la gravité, la direction des forces est vers le bas et l'avant. Rien ne va spontanément vers le haut et l'arrière.

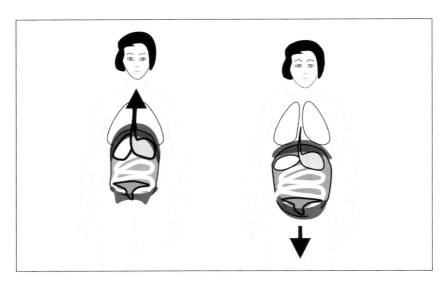

Un effort bien compris

Que se passe-t-il quand vous respirez ? Si la respiration est juste, à l'*inspiration*, le diaphragme descend et repousse tout le contenu du ventre vers le bas. Le plancher pelvien suit le même mouvement. Dans le même temps, les abdominaux s'étirent, le ventre « gonfle ». On observe donc une diminution de la hauteur de la « boîte abdominale », légèrement amortie par la descente du plancher pelvien et compensée par une augmentation de largeur vers l'avant.

À l'*expiration*, c'est l'inverse, les abdominaux se « retendent », le diaphragme remonte en même temps que le périnée. La hauteur augmente, la circonférence diminue.

Expirer, c'est « grandir, mincir ». Cela doit pousser la tête vers le haut et tout remonter (même les seins).

Il y a donc double mouvement : de haut en bas, et tout autour. Si la respiration est tranquille, sans effort, il y a très peu de variations de pression.

Et que se passe-t-il lorsque vous faites un effort ? Instinctivement, vous contractez les abdominaux pour augmenter votre force. Si vous êtes en pleine inspiration, les poumons pleins, le diaphragme bloqué en bas, votre abdomen se réduit fortement sans que rien ne vienne compenser cette diminution de volume : l'effort augmente ainsi brutalement la pression et le diaphragme entraînant tous les organes vers le bas, la poussée va sur... le périnée, qui, à ce moment-là, est étiré et détendu, et particulièrement vulnérable pendant quarante jours (hormones).

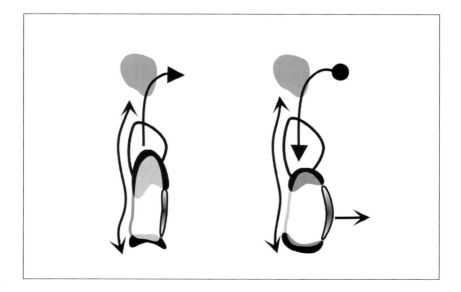

Tous les efforts doivent donc s'effectuer sur une expiration, mais attention, pas n'importe comment.

Ne respirez pas à l'envers !

Respirez, vous savez faire ? Erreur ! La plupart du temps, nous respirons à l'envers, c'est-à-dire que nous inspirons en rentrant le ventre et en remontant la poitrine, et que nous expirons en poussant le ventre en avant, tout en abaissant la poitrine et le diaphragme.

La respiration physiologique, végétative, celle du sommeil, de l'animal, de l'enfant, est strictement inverse : le diaphragme descend pour attirer l'air dans les poumons comme un piston, lors de l'inspiration. Il remonte à l'expiration pour refouler l'air vers le haut.

Commencez par expirer

Depuis la naissance, l'inspiration est réflexe. Nous ne manquons jamais d'air dans les poumons et nous pouvons toujours souffler. En revanche, si l'on veut courir sans s'asphyxier, on a intérêt à se forcer à expirer ! Pour remettre la respiration dans le bon sens, il faut donc commencer par vider les poumons.

Attention : expirer ne veut pas dire s'effondrer dans la pesanteur ni s'avachir, mais plutôt contracter les abdominaux pour repousser le diaphragme vers le haut, et avec lui, les organes, le thorax, la tête… Expirer, c'est grandir, mincir !

Attention !

• Évitez les : « Expirez, rentrez le ventre », car cet effort est souvent placé trop haut dans l'abdomen. Si on rentre le ventre au niveau du nombril ou au-dessus, en resserrant les côtes, on pousse vers le bas et la partie sous-ombilicale du ventre va sortir.

• Évitez aussi les : « Inspirez, gonflez le ventre », car il va se produire une poussée du diaphragme vers le bas et une distension des abdominaux.

• Il ne faut jamais pousser sur le ventre, jamais vouloir le gonfler activement, jamais commencer par inspirer.

La respiration dépend de l'étirement

Pourquoi la respiration physiologique, à l'endroit, s'instaure-t-elle naturellement quand nous dormons et s'inverse-t-elle dès que nous sommes debout ? Parce qu'elle est plus facile à respecter allongé et bien étiré.

En fait, dès que nous sommes tassés ou cambrés, dès qu'il y a dans la colonne deux vertèbres qui se rapprochent l'une de l'autre, dès que les épaules se rapprochent du bassin, la respiration n'est plus juste et automatique, le ventre sort et ne peut plus être rentré. Il suffit de créer un étirement et le diaphragme va jouer parfaitement son rôle de piston. Le diaphragme ne peut plus bouger, il n'y a que la poitrine qui bouge.

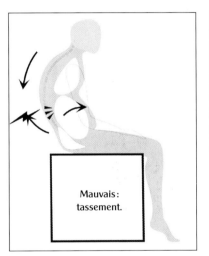

Mauvais : tassement.

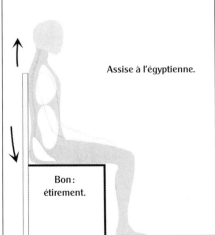

Assise à l'égyptienne.

Bon : étirement.

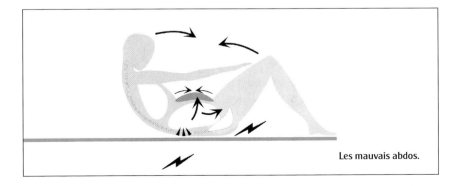

Les mauvais abdos.

S'étirer, quelle que soit la posture

L'étirement suppose que les deux extrémités de la colonne vertébrale soient le plus loin possible l'une de l'autre, ce qui revient à
avoir le plus grand espace possible entre chaque vertèbre.

Dans les exercices proposés dans ce livre, il faudra donc *veiller à
maintenir en permanence l'étirement*, pour que l'expiration puisse se
faire correctement et que le ventre puisse rentrer sans que cela
pousse les organes vers le bas, en utilisant éventuellement des
accessoires (coussins, petits bancs, ballons…)

Attention !

– Quand vous êtes assise, ne vous avachissez pas : grandissez-
vous.

– Évitez de produire des efforts pliée en deux.

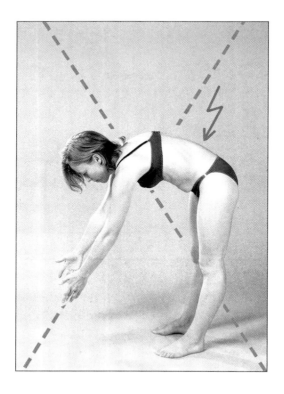

– Ne faites pas d'abdominaux qui rapprochent les épaules du
bassin.

Associer le périnée

Le rôle de la respiration est essentiel pour le périnée. Tous les efforts devraient être produits sur une expiration partant de celui-ci. En effet, commencer à souffler à partir du bas du ventre est essentiel mais ne suffit pas. Il faudrait commencer encore en dessous, au niveau du périnée. C'est le principe du tube de dentifrice.

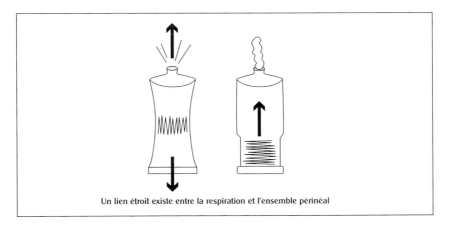

Un lien étroit existe entre la respiration et l'ensemble périnéal

Contractez le périnée

Contracter le périnée, c'est l'exercice de base, « fondamental » (qui vient du fondement). Faites comme si vous vous reteniez (d'uriner, d'aller à la selle, d'expulser un gaz). Sans faire le détail au début.

N'ayez pas peur : même avec une épisiotomie ou une déchirure, cela ne fait pas mal. Au contraire, ce geste soulage, la cicatrisation se fait plus rapide, les tissus plus souples et moins fibrosés, même en cas d'épisiotomie ou de césarienne. Ce qui fait mal, c'est ce qui pousse vers le bas et l'avant, comme vous le sentez quand vous éternuez, quand vous riez ou vous faites un mouvement brutal non contrôlé.

Testez vos sensations

En position assise, faites l'effort de vous retenir. Vous devez sentir une modification de vos appuis : ça remonte au milieu et les os (ischions) appuient plus sur le siège (ou le sol). C'est léger mais il doit y avoir une différence entre contraction et détente.

Ne vous découragez pas si vous ne sentez pas bien la contraction du périnée. Après l'accouchement, il se peut que les muscles soient un peu sidérés et répondent mal. Pensez quand même que « vous vous retenez » : imaginer le mouvement stimule et accélère la récupération.

Conditionnez-vous

Tous les efforts, changements de position, soulèvement, retournements, éternuements, tous doivent se faire selon la formule : « *périnée expir* ».

Partez du bas, soutenez plancher et bas du ventre avec le souffle, comme si vous souteniez avec les mains, et dirigez les forces vers le haut et l'arrière, jamais vers le bas et l'avant.

Regardez l'haltérophile : il a une ceinture et il crie !

Soulevez « des montagnes ». Chaque effort, en ce moment, représente une montagne à soulever. Protégez votre dos, votre ventre, votre périnée.

CHAPITRE 3

TRAITER LES PROBLÈMES PARTICULIERS

L'accouchement peut se passer en douceur, mais il arrive aussi qu'il laisse quelques souvenirs pas toujours agréables. Qu'il s'agisse du périnée, de fausses sciatiques, de problèmes de symphyse ou de coccyx, des suites d'une césarienne, les débuts sont essentiels pour une bonne récupération.

Le périnée

Le périnée, vous le découvrez peut-être par quelques sensations pénibles. Il joue un rôle fondamental dans la miction, la défécation, la sexualité, l'accouchement, le soutien des organes. Il comprend trois niveaux, avec à chaque fois des muscles et des fonctions différents.

Le *niveau superficiel*, extérieur, a surtout une fonction de protection.

Le *niveau médian* assure la fermeture automatique ou volontaire des sphincters pour réguler les mictions et défécations, et concourt aussi à la fermeture de l'orifice vaginal. Cette partie est beaucoup plus mobile, avec notamment un muscle puissant, le pubo-rectal. Celui-ci dispose d'un tonus de base qui maintient un coude au niveau du canal anal, disposition très importante pour assurer la continence.

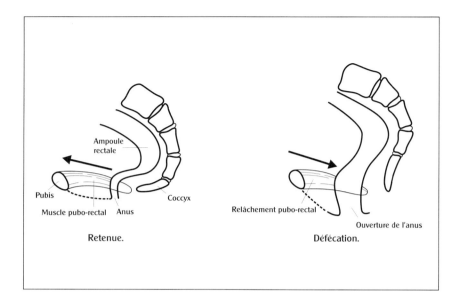

Retenue.   Défécation.

Le *niveau interne*, les muscles dits profonds du périnée, constitue les parois vaginales. Leur tonus est important pour maintenir les organes de l'étage abdominal.

Tous ces muscles s'accrochent sur le coccyx : c'est la seule pièce osseuse qui bouge à ce niveau.

Les principaux problèmes du périnée

Ils peuvent se rencontrer dès les premiers jours, à la maternité.

La douleur au niveau des sutures

Elle est très variable, mais elle peut être augmentée par des hématomes ou des fils trop serrés. Normalement, elle ne doit pas durer. Il faut savoir que les fils résorbables sont ressentis plus longtemps.

Aidez-vous de la respiration
Mobilisez le périnée en le contractant associé à la respiration pour assouplir la cicatrice, drainez-le avec des fausses inspirations thoraciques, avec des positions à l'envers (chat, demi-pont) pour alléger le plancher et faciliter la circulation (chapitre 6).

Faites des applications fraîches
Le froid calme la douleur. Des pulvérisations d'eau (en bombe)
après les mictions permettent aussi de rafraîchir la zone et de ne
pas laisser d'urine en contact avec les points de suture.

Vous pouvez aussi masser votre périnée dès qu'il est cicatrisé,
mais n'attendez pas six semaines que la cicatrice durcisse ! Avec de
l'huile d'amande douce ou une crème, mobilisez doucement entre
le pouce et l'index.

Les incontinences

Les incontinences peuvent se rapporter à l'urine, aux gaz ou aux
selles, survenir lors d'un effort, ou parfois même en dehors de toute
cause évidente.

L'incontinence à l'effort
Elle apparaît quand vous éternuez, toussez, riez : vous perdez
quelques gouttes d'urine, même si la vessie n'est pas pleine.

Pratiquez la fausse inspiration thoracique
Pour « repositionner » vos organes et protéger votre périnée, c'est
l'exercice de choix. Pensez toujours aussi à ne jamais « pousser »
vers le bas.

Renforcez « le bas »
Le travail des abdominaux les plus bas (voir chapitre 6) et le port
d'une ceinture (chapitre premier) sont des aides essentielles dans
ce cas.

Un peu de patience. Ne dramatisez pas, cette faiblesse des premiers jours ne va pas forcément durer. Si elle persiste au-delà de six
semaines, la rééducation périnéale se montrera alors très efficace.

L'incontinence sans effort
Plus inquiétante, elle donne l'impression de ne rien maîtriser. Vous
pouvez même ne pas ressentir le besoin d'uriner ni d'aller à la selle,
ou n'avoir jamais le temps d'arriver jusqu'aux toilettes.

Veillez à bien vous vider
Cela s'entend aussi bien pour la vessie que pour le rectum, mais se pratique toujours sans pousser. Cherchez les positions facilitantes. Penchée en avant, un petit banc sous les pieds, soutenez le bas du ventre et expirez.

Faites le geste de vous retenir
Même si vous ne sentez rien, le seul fait de maintenir cette volonté de contraction dans le schéma corporel stimule la régénération et permet une meilleure récupération. Pas de panique ! En général, dans ce cas, le périnée n'est pas en cause. Il s'agit plus sûrement d'une mauvaise régulation de la vessie, qui se contracte sans « prévenir », ou d'une sidération des nerfs de l'anus, trop malmenés pendant l'accouchement. Tout devrait rentrer dans l'ordre en quelques jours pour la vessie, parfois un peu plus longtemps pour le sphincter anal.

Insensibilité ou sensation de pesanteur
Le plus souvent, il s'agit là de problèmes passagers, qui trouvent leur solution progressivement et naturellement.

Attachez-vous à ressentir
La position assise permet de mieux ressentir la mobilité du périnée. Du moment que vous sentez une différence sur vos appuis, c'est que ça marche ! Associez les fessiers avec le demi-pont (chapitre 3) pour situer la zone à mobiliser et faire travailler le périnée malgré son inertie. Vérifiez que votre coccyx bouge en appuyant dessus.

Veillez à votre posture et à votre respiration
Tenez-vous correctement, renforcez les bons abdominaux (là où vous mettez les mains pour soutenir le ventre), pratiquez les postures à l'envers et la fausse inspiration thoracique (chapitre premier).

Attention !

- Ne restez pas debout, mal positionnée.
- Ne poussez pas pour aller à la selle.
- Ne portez pas de poids.

Les hémorroïdes

Les hémorroïdes sont fréquentes après les « poussées ». Veillez à ne pas laisser les selles se durcir. Drainez. Les aspirations diaphragmatiques sont la meilleure des thérapies.

Les bons exercices pour le périnée

Le maître mot en la matière est : prévention. Associer l'expiration à tout effort permet de « soutenir » tous les organes et de diriger les forces vers le haut. La progressivité des exercices périnéaux ira toujours dans le sens d'un affinement des perceptions.

La zone des sphincters

Il s'agit de serrer le muscle pubo-rectal pour fermer le périnée. Vous ressentez facilement cette contraction en vous retenant, en faisant « le chat qui rentre la queue » ou en basculant le bassin quand vous êtes debout.

L'expiration à l'effort
Dès que vous portez bébé, que vous vous retournez ou vous levez, respectez la consigne : « contractez le périnée, expirez ». En l'intégrant à votre vie quotidienne, cet exercice sera plus motivant que des séries de contractions à vide et il se montrera également efficace pour soutenir le périnée au moment où l'effort risque de faire porter la pression vers le bas et de déclencher des douleurs.

Pipi-stop : attention !
Souvent conseillé après l'accouchement, le pipi-stop représente

pourtant une pratique dangereuse. En effet, dans le même temps, vous donnez le feu vert à votre vessie pour se vider et vous l'en empêchez ! Vous risquez ainsi de ne pas la vidanger complètement, ce qui favorise les infections urinaires et augmente encore les poids pesant sur le périnée.

Mais ce geste simple permet de mesurer la réponse que vous obtenez et de contrôler une évolution. Il doit cependant rester occasionnel. Mieux vaut retenir et stopper un jet imaginaire. C'est la même manœuvre, aussi efficace et moins risquée.

Pour le transverse superficiel

En cas de béance de la vulve (l'orifice vaginal reste trop ouvert), le muscle transverse superficiel aide à la refermer latéralement. C'est le muscle qui passe entre les deux ischions, entre le vagin et l'anus.

Refermer le bassin
C'est la manœuvre à pratiquer dès la table d'accouchement (voir chapitre premier).

Exercice de la « porte électrique »
Allongez-vous sur le dos, les jambes remontées sur la poitrine, les cuisses parallèles, les genoux écartés de la largeur du bassin (surtout pas ouvertes en grenouille). Essayez de refermer l'entrée du vagin dans un mouvement latéral, et non de bas en haut comme on le fait pour le pubo-rectal. Vous ne pourrez pas empêcher qu'il s'en mêle ? Ignorez-le et concentrez-vous sur le mouvement latéral. Un exercice subtil et très instable, comme une porte électrique quand vous restez sur le seuil.

Adoptez la posture de l'anti-sciatique
Si vous arrivez à prendre cette posture (voir plus loin) et que vous contractez le périnée dans le geste habituel de vous retenir, vous allez mieux percevoir ce mouvement latéral.

Pour le niveau profond

Il soutient en profondeur les organes. Ce n'est pas le même que celui qui « retient » lors d'une envie d'uriner ou d'aller à la selle.

Faites une fausse inspiration thoracique
Pratiquez-la dans la position où vous obtenez la meilleure remon-tée du diaphragme.

Lorsque vous êtes vide, vous sentirez que la contraction du départ s'est détendue, que le vagin a tendance à s'ouvrir. À ce moment, en restant toujours vide d'air, essayez de recontracter le périnée, c'est-à-dire retenez-vous, comme d'habitude, sans cher-cher autre chose. Vous sentirez que tout remonte encore plus et que le fond du vagin se resserre comme un anneau au niveau du col de l'utérus.

Travaillez de façon asymétrique
La tonicité des parois vaginales est souvent inégale, avec parfois comme une corde d'un côté et un grand vide de l'autre. Il faut donc veiller à faire travailler le côté faible et non laisser le côté fort se ren-forcer de plus en plus.

Repérez le côté faible
Couchez-vous sur le dos, les genoux fléchis, les pieds au sol. Posez un pied sur un genou.

N'écartez pas votre genou supérieur, restez dans l'axe. Contrac-tez, retenez-vous. Vous sentirez la réponse d'un côté du vagin.

Changez de côté. Normalement, la réponse change de côté et est à peu près équivalente. S'il n'y a qu'un côté qui travaille, ou s'il y en a un beaucoup plus fort, vous devez essayer de corriger.

Renforcez le côté faible
Pratiquez trois contractions du côté faible pour une du côté fort. Vous pouvez aider le côté faible en soulevant le bassin, même très peu, pour associer les fessiers.

Faites travailler principalement un côté
Certains abdominaux ou exercices de torsions, et surtout le travail imaginaire, peuvent aider à faire travailler électivement un côté. Le patinage imaginaire (chapitre 6) est particulièrement intéressant dans ce cas.

Quand vous êtes debout, faites porter le poids du corps sur une jambe (sans vous « hancher »), vous constaterez que vous ressentez mieux la contraction d'un côté. Travaillez trois fois plus sur le côté le moins mobile.

Pour le périnée antérieur

La configuration du muscle pubo-rectal le rend plus performant à l'arrière et cela rend le travail de la zone urinaire plus difficile. La posture peut aider.

Le demi-pont avec « fermeture Éclair »
Prenez la posture du demi-pont (chapitre 6), sans monter très haut, mais en basculant bien le bassin. Contractez le périnée, comme si vous vous reteniez, en insistant : contractez, puis tirez encore et encore, encore. Relâchez, sans redescendre le bassin. Recommencez trois fois.

Vous allez ressentir que le départ de l'action est à l'arrière et qu'en insistant encore et encore, la contraction se ressent de plus en plus en avant, un peu comme une fermeture Éclair qui viendrait de l'arrière vers l'avant.

En position assise
Asseyez-vous en tailleur ou sur une chaise, très penchée en avant. Retenez-vous. Vous sentirez que vous agissez plus au niveau urinaire dans un mouvement un peu latéral, comme si vous rapprochiez les grandes lèvres, surtout dans leur partie supérieure.

Le store
Asseyez-vous, penchée en avant. Imaginez que vous tirez un store de haut en bas (en fait, de la symphyse vers l'anus).

Avec l'aide des sons
Bizarrement, certains sons peuvent vous aider à trouver ces mouvements. Cela dépend des personnes. Vous pouvez toujours essayer, c'est sans danger !

Prononcez à la suite, en contractant comme d'habitude sur chaque syllabe : « peuh, teuh, queuh ». Les trois contractions ne se situent pas au même endroit ! Si vous partez de l'avant, « peuh » tire depuis la symphyse, puis « teuh » est au milieu et « queuh » vers l'anus, dans le sens opposé à la fermeture Éclair.

Les douleurs du bas du dos : les fausses sciatiques

Beaucoup de futures mamans et d'accouchées se plaignent de douleurs dans le bas du dos. Souvent, il ne s'agit pas de sciatiques mais de douleurs d'origine sacro-iliaque. En raison de l'imprégnation hormonale qui détend les ligaments pendant la grossesse, ces articulations deviennent plus (trop) mobiles. Tout se met à bouger dans le bassin et, de temps en temps, dans un mouvement, un faisceau nerveux est pincé.

Ces douleurs sont souvent ressenties d'un seul côté, dans les « fossettes » que l'on peut voir dans le bas du dos. Quelquefois, elles irradient un peu dans la cuisse mais n'atteignent pas le pied comme les vraies sciatiques.

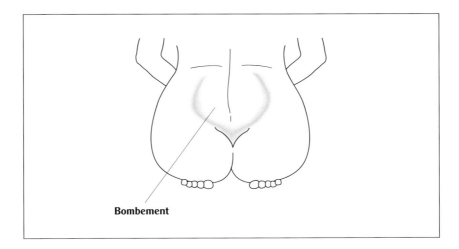

Bombement

Mal connues, indécelables à la radiographie ou au scanner, ces fausses sciatiques laissent le corps médical souvent impuissant et les anti-inflammatoires s'avèrent très peu efficaces. Mais quelques gestes bien choisis peuvent soulager et vous pouvez vous protéger, en évitant les mouvements qui déclenchent les douleurs ou en apprenant les postures qui débloquent.

Avant tout, maintenez le bassin
Utilisez un bandage comme vous avez fait dès la table d'accouchement (voir chapitre premier), puis maintenez-le avec une ceinture
adaptée (chapitres premier et 6).

Gérer les mouvements qui déclenchent les douleurs

Que vous restiez couchée ou que vous vouliez bouger, vous baisser,
vous lever, marcher ou porter votre bébé, toute erreur de posture
peut déclencher la douleur.

Couchée sur le dos

La position couchée sur le dos n'est supportable que si vous êtes
parfaitement étirée.

Étirez-vous
Adoptez la posture de la chaise (chapitre 4) ou demandez à votre
compagnon de vous aider en étirant le bassin.
   Si vous êtes seule, soulevez le bassin en partant bien du périnée,
sur une expiration, dans le geste du « chat qui rentre sa queue entre
ses jambes ». Soulevez ET tournez le bassin en même temps, sinon
ça bloque. Puis repositionnez-vous sur le creux de la taille, les fesses
le plus loin possible des épaules.

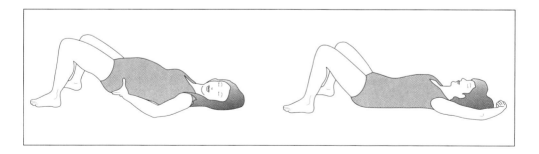

   Un coussin sous le sacrum est bien utile pour maintenir la position.
   Attention ! Ne restez ni cambrée ou tassée, c'est l'enfer : vous
êtes bloquée !

Se retourner

Ce qui fait mal quand on cherche à se retourner, c'est la torsion. Il faut arriver à tourner d'un bloc, les épaules et les hanches en même temps.

Faites bloc

Pliez les genoux, ramenez une cuisse sur le ventre, le plus haut possible, sans bouger le bassin, juste en pliant dans l'aine. Puis ramenez le bras du même côté contre le genou, à l'extérieur, en retournant le bras, paume de la main en arrière pour que le coude ne puisse pas plier. Rentrez le menton, tournez la tête et l'épaule en expirant. L'épaule entraîne le genou et la hanche. Tout roule en même temps, il n'y a pas de cassure, de torsion dans le dos. Si vous expirez, il n'y a aucun effort, ça roule en douceur.

Pour revenir sur le dos, prenez le genou dans la main et poussez sur le lit avec le bras qui est posé, tendu. Vous roulez autour du pied qui reste posé.

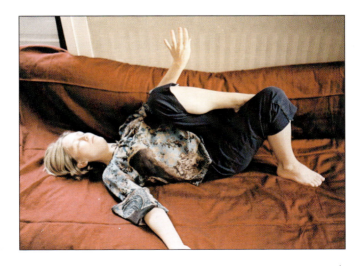

↓

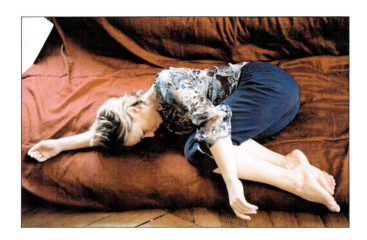

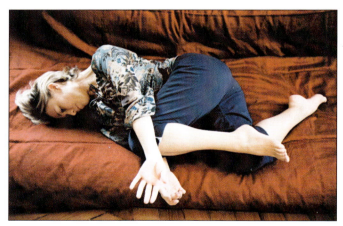

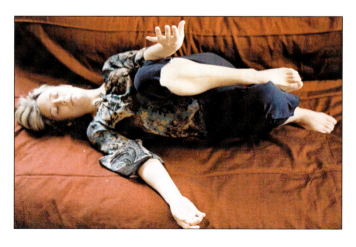

Attention !

– Si vos épaules commencent le mouvement et que le bassin ne suit pas tout de suite, ça coince.

– Si vous faites basculer les hanches d'un côté, mais que les épaules ne suivent pas, ça coince aussi !

Se relever

Deuxième étape, après vous être retournée.

Groupez-vous

Une fois sur le côté, remontez la cuisse de dessous vers la poitrine, de façon à vous grouper. Poussez sur les bras pour relever le buste, pivotez sur les fesses pour que les jambes et les pieds sortent du lit.

Maintenant, assise, glissez vos fesses vers le bord du lit. Penchez-vous pour que le poids du corps arrive sur les pieds. Poussez les fesses en avant, sans plier le dos, ni tirer les épaules vers le haut, ni arrondir les reins. Restez comme une planche, tournez autour des hanches.

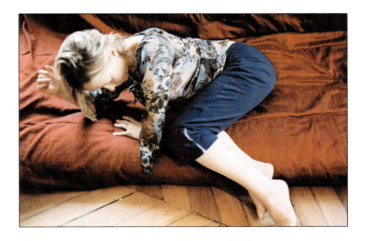

↓

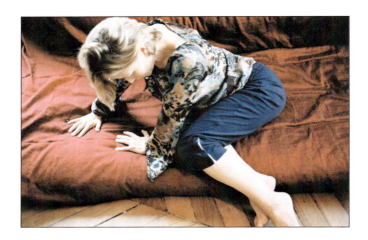

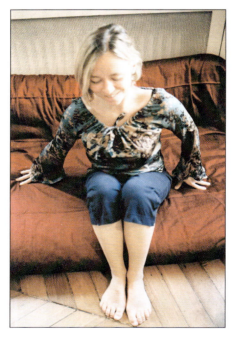

Faites de même pour vous relever d'une chaise, surtout avec bébé dans les bras.

Attention ! Si vous allongez les jambes au lieu de vous grouper, vous allez « donner un coup de rein », vous cambrer et déclencher la douleur.

Se pencher et se relever

Le mouvement n'est pas des plus instinctifs, mais rester bien à plat est la règle.

Le dos comme une planche

Il faut se pencher le dos plat, en tirant les fesses en arrière. Vous pouvez ensuite plier les genoux et poser vos coudes dessus si vous devez rester un moment assez bas.

Pour vous relever, faites tourner le bassin autour des hanches, toujours dos bien droit, sans vous cambrer ni vous arrondir.

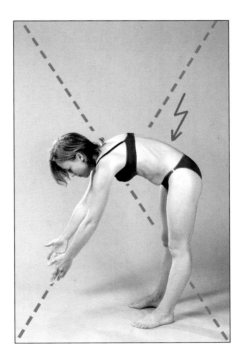

Attention ! N'arrondissez pas le dos : vous risquez de vous coincer.

Ramasser, soulever

Deux options pour aller chercher, par exemple, votre bébé posé sur le sol.

En passant par l'accroupi

Passez par la position accroupie si vous pouvez poser vos talons, pieds parallèles. Sinon, vous n'avez aucune stabilité et vous allez remonter avec un coup de rein.

Remontez en tendant les genoux et les hanches en même temps, dos droit, comme si vous étiez contre un mur ou que vous portiez quelque chose sur la tête, sans vous pencher en avant.

Il faut être à l'aise dans l'accroupi, stable… et avoir des muscles dans les cuisses !

En posant un genou au sol

Pas de problème pour descendre : vous posez un genou au sol, en gardant le dos bien droit. Vous vous relevez de la même manière, mais en poussant sur le sol avec les jambes au lieu de tirer avec le dos.

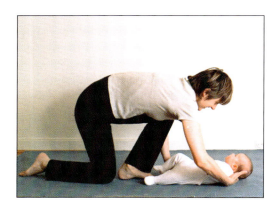

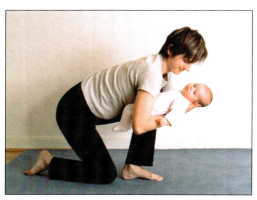

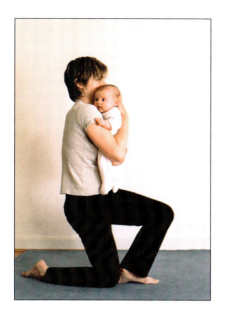 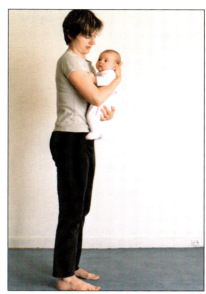

Attention ! Encore une fois, n'arrondissez pas le dos !

Les postures pour se débloquer

Parfois, il n'est plus temps de prévenir. Mais, même quand vous êtes coincée, il y a encore des solutions.

Sur le dos

Il s'agit de pratiquer une rotation interne des fémurs, pour décomprimer l'articulation sacro-iliaque.

Croisez fort les jambes
Placez bien votre bassin, fléchissez les genoux, un pied dans le prolongement de la colonne. Croisez l'autre cuisse par-dessus la jambe d'appui. En expirant, faites l'effort de croiser plus fort les deux cuisses (et pas seulement celle du dessus).

Il y a un puissant travail des adducteurs (les muscles à l'intérieur des cuisses) et un étirement du bord externe de celles-ci, depuis la hanche. Ceci décoince l'articulation sacro-iliaque et étire les

muscles rétractés par les positions « pieds en canard » caractéristiques de la marche des femmes enceintes et accouchées.

Avec une écharpe

Utilisez le même type d'écharpe (ou de tissu) que celle qui a servi à
refermer votre bassin sur la table d'accouchement (chapitre premier) pour retrouver la sensation de décompression de la région
sacro-iliaque.

Serrez le bas du bassin

Placez l'écharpe sous votre bassin, croisez le tissu par devant. Tenez
les deux extrémités avec vos mains et serrez, en expirant et en serrant les cuisses en même temps, dans la manœuvre de déblocage du
dos (ci-dessus). Faites un demi-tour avec l'écharpe pour bloquer,
puis allongez les jambes, en les laissant croisées.

   La sensation de fermeture que vous éprouverez est moins forte
que lorsque deux personnes la pratiquent pour vous. Mais elle reste
néanmoins très efficace.

Sur le côté

Il s'agit de faire « bâiller » la région sacro-iliaque pour la décomprimer. Cette posture peut tout à fait se pratiquer en allaitant bébé,
avec un coussin soutenant le genou supérieur.

Le croisement « pince à linge »

Fléchissez la jambe supérieure et remontez-la vers la poitrine, gardez l'autre genou fléchi, sans que les cuisses se touchent. En
expirant, enfoncez le genou supérieur dans le sol (ou le lit) et, en
même temps, remontez le genou inférieur, mais sans bouger le
pied, en croisant fortement les cuisses.

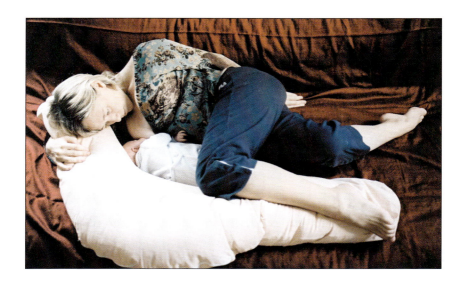

Vous devez sentir le travail dans les adducteurs et le bas du ventre, ainsi qu'un étirement sur le bord latéral des cuisses et des hanches.

La posture antisciatique

C'est la posture la plus puissante. Elle décoince très rapidement, mais elle n'est pas accessible à toutes. Si la morphologie de vos hanches ou des problèmes de genou vous empêchent de la pratiquer, n'insistez pas. En revanche, si vous y êtes à l'aise, cette position vous permet d'allaiter en posant le bébé sur la cuisse supérieure.

Commencez à quatre pattes. Avancez un genou le plus loin possible en avant, en laissant votre corps avancer aussi, jusqu'à pouvoir croiser les genoux. Puis asseyez-vous entre les pieds. Si vous n'arrivez pas tout à fait à vous asseoir, placez un coussin sous la fesse déjà posée au sol, pour la remonter, et rééquilibrez le bassin.

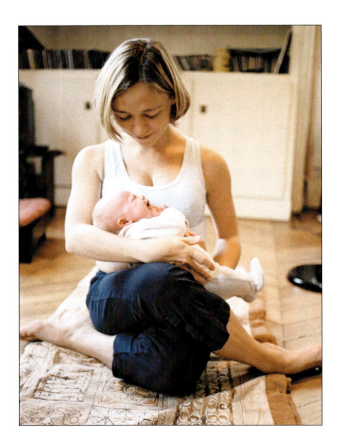

Attention ! Vous ne devez pas être tordue mais bien calée. Il se peut que ce soit douloureux sur tout le bord externe des cuisses, surtout la supérieure. Attendez un peu, en respirant, vous devriez vous détendre peu à peu. Ou essayez de l'autre côté (il y en a toujours un plus facile à tenir). Puis recommencez du côté douloureux, ça va mieux la deuxième fois !

Avec une balle de tennis

C'est vraiment l'équivalent d'une manœuvre d'ostéopathie.

Allongez-vous sur le dos, les cuisses ramenées sur le ventre. Placez une balle de tennis sous la partie centrale du sacrum, là où ça fait comme une bosse, avec des vertèbres saillantes. En maintenant une cuisse sur le ventre avec vos mains, allongez l'autre jambe, pieds en flexion, c'est-à-dire orteils ramenés vers vous fortement. Restez un moment dans cette position, puis changez de côté. Puis regardez comment vous reposez au sol : il n'y a plus de bosse ! Le sacrum a été repositionné.

Ça peut être un peu douloureux mais c'est très efficace.

Les problèmes de symphyse pubienne

La symphyse est l'espace entre les os du pubis. Il y a là normalement un cartilage entre deux os qui ne bougent pas. De plus, les ligaments venant des muscles abdominaux forment une sorte de maillage croisé qui empêche l'écartement des os pubiens.

Cela, c'est la théorie. Car les hormones de la grossesse provoquent un relâchement des ligaments et des cartilages. Résultat : il risque d'y avoir « trop de jeu » et les mouvements créent une sorte de cisaillement. C'est aussi douloureux qu'une entorse. Mais il est impossible de poser un plâtre ou même des attelles !

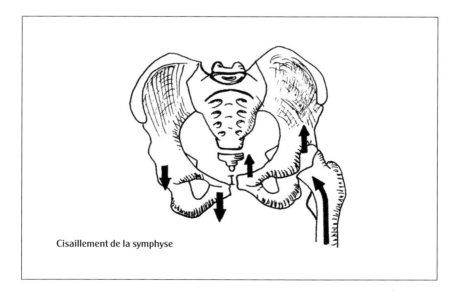

Cisaillement de la symphyse

Au quotidien, cela se traduit en douleurs caractéristiques, dès que vous resserrez ou écartez les cuisses, que vous vous retournez dans le lit, que vous marchez, montez ou descendez un escalier. Il y a des solutions pour souffrir le moins possible.

Pour se retourner dans le lit
Observez la même procédure qu'en cas de fausse sciatique (voir plus haut), en vous tournant d'un bloc sans resserrer les jambes.

Pour resserrer les cuisses
Serrez le périnée, expirez dans le bas du ventre et rapprochez les cuisses en partant du périnée vers les genoux. Ne rapprochez pas les genoux seulement.

Pour marcher, monter ou descendre les escaliers
Serrez le périnée, expirez et contractez tous les muscles de la zone pour que l'articulation soit gainée comme dans un plâtre. Plus vous « tombez » détendue sur votre pied, plus ça fait mal.

   Rappel : n'oubliez pas l'intérêt d'une ceinture pour soutenir toute la région du bassin.

Les problèmes de coccyx

Normalement, le coccyx bouge grâce à une articulation sacro-coxy-gienne (entre le sacrum et les dernières vertèbres), sur une amplitude d'environ 46°.

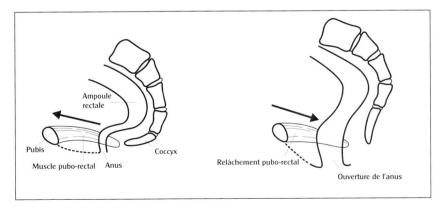

Il arrive que cette articulation soit « forcée » par le passage du bébé lors de l'accouchement. Cela équivaut à une luxation, très douloureuse, empêchant la jeune mère de s'asseoir. Contracter le périnée, éternuer, tousser, tout cela fait très mal.

La médecine classique se contente d'administrer des antalgiques ou des anti-inflammatoires et de prescrire l'utilisation d'une bouée. Surtout pas ! Au bout de quelques semaines de positions tordues, sur une fesse, un jour ça ne fait plus mal. Parce que ça ne bouge plus ! Et le périnée ne bouge plus non plus, ce qui ne va pas sans poser de nombreux problèmes ultérieurement. Mieux vaut tenter autre chose.

Remettre le coccyx en place
Le plus vite possible est le mieux, et même carrément sur la table d'accouchement, pendant que l'anesthésie locale est encore active. Mais vous aurez de la chance si votre obstétricien ou une sage-femme sait pratiquer ce geste ostéopathique. Sinon, voyez un ostéopathe le plus tôt possible. La manœuvre s'effectue par toucher rectal et, normalement, une seule séance suffit.

Bander le bassin
Bander le bassin et permettre au sacrum de se positionner si possible dès la table d'accouchement (voir chapitre premier), car le périnée est moins étiré et la tension sur le coccyx diminue immédiatement.

S'asseoir le coccyx dans le vide
Sur une chaise, il faut surélever les pieds par un escabeau et ne pas s'appuyer sur le dossier. C'est-à-dire être toujours en avant, l'appui sur le haut des cuisses et non sur le sacrum. Devant une table, on peut mettre (exceptionnellement, c'est permis !) les coudes sur la table.

Attention ! Pas de bouée. Dans les erreurs à éviter, il faut noter les postures tordues, sur une fesse, ou les bouées, *un faux confort qui aggrave la situation* en augmentant la tension du périnée.

Après une césarienne

Tous les principes déjà présentés s'appliquent dans le cas d'une césarienne. Mais, si l'on peut dire, ils apparaissent dans ce cas encore plus indispensables et vous allez vite vous en rendre compte : si vous bougez sans serrer le périnée et expirer, si vous contractez les abdominaux (pour lever la tête dans votre lit, par exemple) ou si vous vous cambrez, vous avez immédiatement mal. Pour chaque situation pourtant, vous avez les moyens d'éviter cela.

Respirer

Après une césarienne, les mamans n'osent bien souvent pas respirer par l'abdomen. Elles sont crispées, la poitrine et les épaules remontées, le souffle court. En réalité, la respiration abdominale ne fait pas mal et même elle détend.

Commencez par expirer
C'est indispensable, comme toujours (voir chapitre 2), du bas vers le haut, avant de relâcher pour laisser entrer l'air sans pression.

Un réflexe essentiel pour le transit, la circulation, l'involution utérine, fonctions encore plus complexes après une césarienne.

Pratiquez la fausse inspiration thoracique
Elle est tout à fait praticable dans votre cas et ses apports sont toujours aussi intéressants, en particulier pour la constipation.

Attention !
– Pensez toujours à être étirée.
– Évitez les : « Inspirez, gonflez le ventre » !
– Ne vous pliez pas en deux, quel que soit le sens, ce qui augmente la pression abdominale, pousse le ventre en avant et… fait mal.

Être couchée

Beaucoup de mamans ayant accouché par césarienne se plaignent du dos, du haut en bas.

Étirez le bas du dos
Éloignez le bassin des épaules, éventuellement en vous faisant aider de votre compagnon. Placez des coussins ou, mieux, un coussin à microbilles sous les genoux, pour vous installer en libérant le ventre

de ses tensions. Surélevez la partie inférieure du lit. Vous ne glissez plus et vous n'êtes plus cambrée. Il y a une détente du bas du ventre.

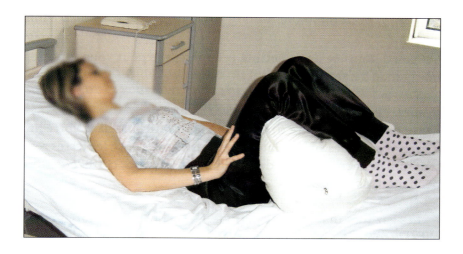

Enlevez vos oreillers
Se coucher à plat, surtout pour dormir, permet d'étirer la nuque, de détendre le haut du dos et de libérer la respiration. Si vous souhaitez être un peu relevée, préférez passer un coussin à microbilles sous les aisselles pour libérer le diaphragme ou relevez le dossier et le pied du lit.

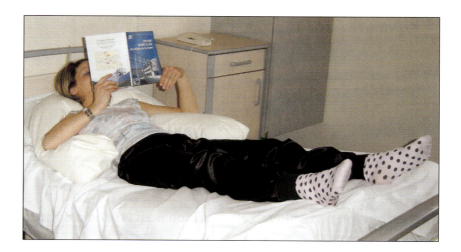

Dans un lit classique
Passez par le côté en reprenant la méthode pour éviter les douleurs sciatiques ou de symphyse.

   Attention !
   – Surtout, expirez bien au moment des efforts, c'est un moyen de « tenir le ventre » pour éviter que l'utérus bascule et tire sur les fils à l'intérieur.
   – Une fois assise, si vous ne pouvez pas rester en tailleur ou les jambes allongées, sans arrondir le bas du dos, placez une chaise à côté du lit et posez les pieds dessus, éventuellement avec la table du repas pour vous appuyer en avant.

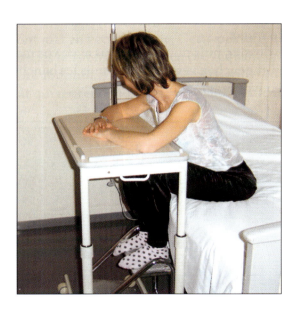

Se relever et s'asseoir

   Depuis un lit, une chaise ou un fauteuil, le geste est le même.

S'asseoir
Penchez-vous en avant, le dos bien droit, venez chercher le siège avec vos mains, puis posez vos fesses.

Se relever
Poussez-vous au bord du siège, penchez-vous en avant jusqu'à ce que le poids du corps vienne sur les pieds, puis redressez le tronc d'un bloc, rigide, en tournant autour des hanches et en expirant, bien sûr, à partir du périnée.

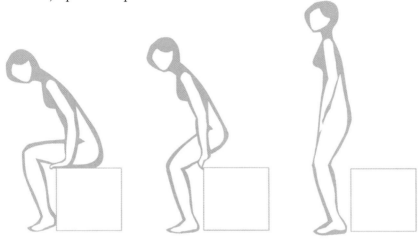

Attention ! Il ne faut jamais se plier, pousser sur le ventre ou tirer dessus…

Rester debout

Il vous faut rester bien droite, ne pas vous plier en deux mais ne pas vous cambrer non plus.

Vous tenir droite
Utilisez le périnée (comme le « chat qui rentre sa queue ») et portez bien le poids du corps sur l'avant des pieds, ne gardez pas les épaules en arrière, ça pousse sur le ventre !

Attention ! Évitez les stations debout prolongées.

Allaiter

Assise ou couchée, vous adopterez les mêmes positions que les autres mamans.

Utiliser un coussin
Pour allaiter sur le côté, placez un gros coussin devant vous, remontez bien le genou supérieur vers la poitrine, la cuisse ne doit pas toucher le ventre.

À noter : cela peut être un peu douloureux au moment où vous vous installez, mais une fois calée, vous devriez être très détendue.

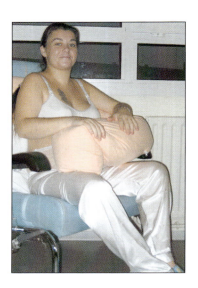
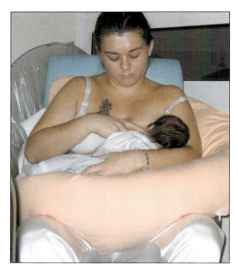

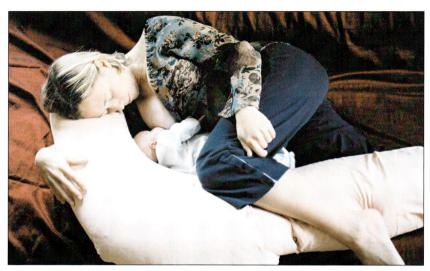

Tousser, rire

On ne peut souvent pas s'en empêcher, mais… ça fait mal !

Un petit truc très efficace
Placez vos mains de chaque côté de la cicatrice et rapprochez-les, pour faire comme « du mou » dans la partie douloureuse. Cela détend instantanément et vous fait tousser vers le haut, sans pousser le ventre dehors.

Si vous avez fait un geste brusque qui a fait mal, procédez de même et pratiquez plusieurs fois une respiration abdominale. La douleur disparaît alors rapidement.

Activer la circulation

Vous pouvez pratiquer les exercices pour la circulation (voir plus haut et chapitre 5), puisque vous tenez votre jambe et ne sollicitez pas les abdominaux.

Les exercices à privilégier
Le demi-pont (voir chapitre 6) et les fausses inspirations thoraciques sont excellents.

Attention ! Les risques de phlébite sont accrus en cas d'intervention chirurgicale.

Lutter contre la constipation

Elle est fréquente après une césarienne.

Respirez
La respiration abdominale est essentielle. Pratiquez-la couchée bien à plat, sans cambrer, ou les jambes sur la table du repas. La fausse inspiration thoracique, dans toutes les positions, est radicale.

Un étirement spécifique
Sur le pied du lit ou le lavabo, appuyez vos avant-bras croisés, posez le front dessus, puis tirez bien les fesses en arrière, balancez-vous et respirez. Cela fait un bien fou au haut du dos aussi !

Dans le même temps, votre compagnon peut vous masser pour éliminer toutes les tensions.

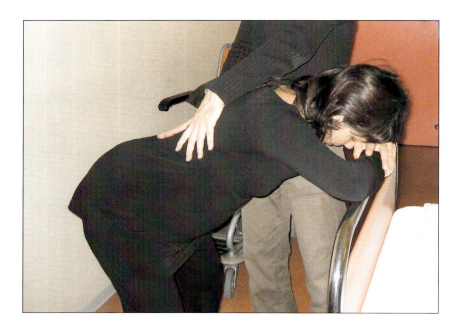

Rappel : tous les conseils de ce chapitre sont évidemment valables dans ce cas. Ne les négligez pas.

Aller aux toilettes

Les consignes générales de ce chapitre sont aussi valables pour vous.

La bonne position
Penchez-vous en avant, si possible les pieds posés sur un petit escabeau ou un marchepied, étirez-vous éventuellement à l'aide de vos mains sur le siège des toilettes, bras tendus pour faire une sorte de suspension. Expirez en rentrant bien le ventre ou soutenez le bas du ventre avec vos mains si vous ne vous étirez pas.

Attention ! Ne poussez surtout pas, ni pour uriner, ni pour expulser les selles.

Rééduquer le périnée

Rééduquer le périnée ? Vous vous posez sans doute la question. Certes, il n'a pas souffert du passage du bébé pendant l'accouchement, mais il a supporté la grossesse et vous pouvez aussi rencontrer des problèmes d'incontinence et de prolapsus dus à d'autres causes que l'accouchement.

Associez le périnée à vos efforts

Il n'est jamais inutile de le faire travailler. Associez-le à vos respirations actives, à vos efforts : vous remarquerez que cela vous aide à expirer depuis le bas, à tonifier les abdominaux du bas du ventre et à avoir un peu moins mal dans vos changements de position.

Faites le point lors de la visite de suites de couches pour savoir s'il faut une rééducation périnéale particulière ou si vous pouvez vous contenter d'un travail global.

Et les abdominaux !

Oui, vous pouvez faire travailler très vite vos abdominaux, mais pas n'importe lesquels.

D'abord la respiration

Vous pouvez commencer les abdominaux tout de suite par le biais de la respiration abdominale, si vous la pratiquez correctement ! La fausse inspiration thoracique fait aussi travailler la sangle profonde.

Puis les exercices

Vous pourrez très rapidement faire les exercices abdominaux (chapitre 6) dans les mêmes délais que les autres mamans. Inutile d'attendre six semaines pour les commencer. Ils ne poussent pas plus sur le ventre que sur le périnée.

Attention ! Les pédalages et le couché-assis, les mains derrière la tête, c'est *jamais*, césarienne ou pas !

CHAPITRE 4

VIVRE AVEC BÉBÉ

Vous l'avez tellement attendu ! Eh bien, maintenant, il est là ! Dans vos bras, au sein, dans son lit ou sa baignoire, vous le soulevez, vous le portez, vous le bercez, bref, vous vivez avec… et cela s'apprend !

Les premiers jours

Pendant cette période, plus vous resterez à l'horizontale et plus vous protégez votre dos, vos abdominaux, votre périnée. Une des premières difficultés consiste à s'asseoir dans un lit ou dans un fauteuil et à trouver une position qui n'engendre pas de douleurs dans le dos ni de poussée sur le périnée.

Bien s'asseoir

Il se peut que vous ayez des points de suture, des douleurs dans le coccyx ou des hémorroïdes qui rendent cette position douloureuse si vous ne savez pas la gérer.

Mais vous disposez pour cela de plusieurs options, si vous apprenez d'abord éviter quelques pièges.

Les postures à éviter

Elles semblent vous apporter un soulagement, mais le faux confort qu'elles vous procurent ne va pas sans de grands inconvénients.

– S'asseoir sur une fesse
Cette position augmente la torsion du bassin et crée des tensions dans tout le dos.

– Utiliser une bouée
C'est le type même du faux confort, puisque la bouée crée une dépression dans le vide central, ce qui augmente l'afflux de sang dans les hémorroïdes et le périnée. Il faut, au contraire, décongestionner celui-ci.

S'asseoir dans le vide, pour ne pas créer d'appui, oui, mais pas dans un trou. Mieux vaut se placer très en avant, jamais tassée, ni le dos rond.

– Appuyer le dos contre des oreillers
C'est vraiment la posture à bannir. Cet « avachissement » diminue le tonus des muscles du dos et favorise la détente des abdominaux, créant une poussée vers l'avant.

Votre diaphragme est coincé et vous ne pouvez pas respirer correctement pour stimuler la circulation, le transit, etc. Quant au périnée, vous appuyez directement dessus, provoquant une pression permanente des organes qui sont poussés vers le bas, puisque tout votre corps s'affaisse.

Les bonnes positions

En tailleur

Si, avant même d'être enceinte, vous supportiez bien d'être assise en tailleur (jambes croisées) ou simplement le dos droit et les jambes allongées, c'est ainsi que vous vous sentirez le mieux. Vous avez sans doute peur, surtout en cas de sutures périnéales ou après une césarienne. Essayez : vous verrez qu'une fois installée, vous n'éprouvez ni douleur ni pression.

Le bon tailleur
Asseyez-vous très en avant, sur le haut des cuisses et la pointe des os (ischions). En appui sur les mains, soulevez vos fesses et faites le geste de vous cambrer, tirez les fesses très en arrière, puis posez-vous. Vos épaules doivent rester en avant par rapport à vos hanches.

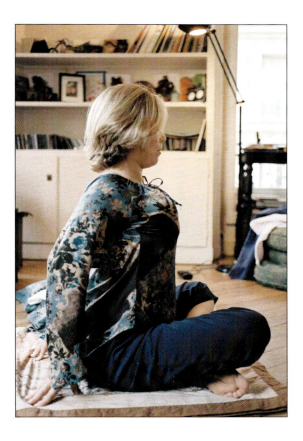

Essayez encore

Si vous n'arrivez pas à aller assez en avant, à cause d'une raideur des hanches ou de l'arrière des jambes, surélevez votre bassin en pla-çant des coussins sous les fesses. Ils vous aideront à basculer.

Tenir en tailleur

Si vous n'avez pas l'habitude de ce type de position, vous fatiguez rapidement. Appuyez-vous en avant (et non dans le dos), en pla-çant des coussins sur vos cuisses (le Corpomed® est idéal) pour pouvoir vous poser comme sur un balcon, en appui juste sous les seins.

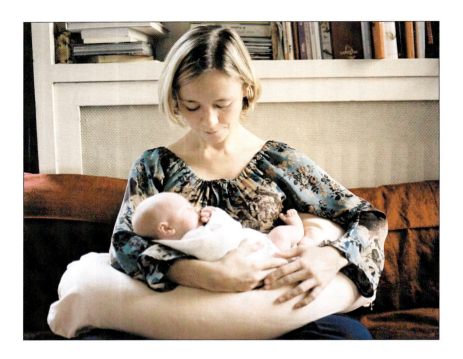

Redressez-vous

Vous hésitez à vous redresser de peur de trop vous cambrer. En tailleur ou les jambes allongées, c'est impossible (il y a moins de 90° entre vos cuisses et votre colonne vertébrale). Si vous touchez vos reins, vous verrez que la colonne est droite à ce niveau.

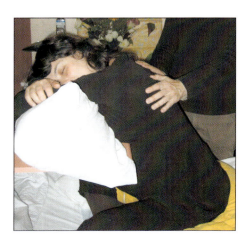

Étirez-vous

Si vous êtes devant une table, par exemple celle du repas, posez les coudes dessus et étirez-vous. Vous allez ressentir une détente immédiate du dos, de la nuque, des épaules.

Contrôlez votre respiration
Elle doit être abdominale.

Attention ! Si vous n'avez jamais pu tenir dans cette position, n'hésitez pas à utiliser des accessoires pour arriver à la posture juste : évitez de l'adopter en vous tordant dans tous les sens !

Sur une chaise ou au bord du lit

Les chaises sont trop hautes pour la plupart d'entre nous.
Premier passage obligé : l'achat d'un petit marchepied (à défaut, utilisez des annuaires téléphoniques). Voilà un investissement que vous ne regretterez pas : dans un premier temps, il va vous permettre de ne pas souffrir. Puis il va servir pour nourrir le bébé, aller aux toilettes en cas de constipation, et encore un peu plus tard, au petit enfant, quand il sera en âge de laver ses premières dents !

Surélevez vos pieds
L'objectif est d'amener les genoux légèrement au-dessus du niveau des hanches, pour éviter la cambrure et la poussée sur le ventre. Asseyez-vous au bord du lit ou de la chaise, les pieds posés sur le marchepied, penchée en avant.

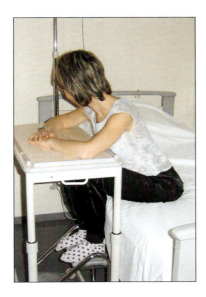

Calez-vous
Pour vous sentir complètement stable et détendue, placez des coussins sur vos genoux, jusque sous les seins. Penchez-vous sans vous effondrer pour vous appuyer « au balcon ». La même position peut être obtenue grâce à une table posée devant vous, qui tient alors le rôle du coussin.

Vous pouvez aussi caler un deuxième coussin derrière votre dos, à hauteur de l'attache du soutien-gorge (surtout pas dans le bas du dos), ce qui va maintenir votre buste en avant.

Dans cette position, vous pouvez manger ou nourrir votre bébé : il vous suffit de le poser, couché sur le côté, son ventre vers vous, sur les coussins.

Attention !
– Ne vous asseyez jamais en laissant les jambes pendantes.
– Quand vous allaitez votre bébé, surtout ne le portez pas, détendez vos épaules. Vous devez être totalement soutenue, d'aplomb et pas tordue.

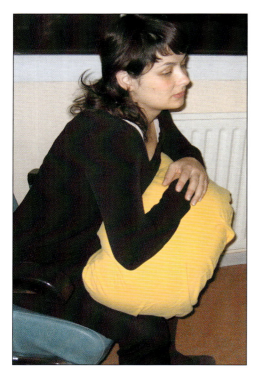

Dans un fauteuil

Les dossiers des fauteuils sont toujours trop inclinés vers l'arrière, entraînant une posture très avachie.

Installez-vous, de la même façon que sur une chaise (oubliez que vous êtes dans un fauteuil) pour vous retrouver penchée en avant et soutenue.

Attention ! Si vous vous laissez aller au fond du fauteuil, les disques du bas du dos vont se retrouver tassés, d'où les douleurs que vous éprouverez en vous relevant.

Sur un siège bas

C'était ainsi que les nourrices allaitaient autrefois, au coin du feu.

Le siège idéal
Retrouvez cette assise parfaite sur un pouf ou un escabeau.

C'est beaucoup plus simple et naturel : vous n'avez plus besoin de coussins.

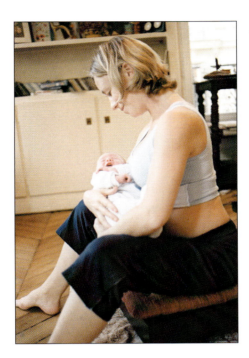

S'étirer à l'horizontale

Pour s'étirer à l'horizontale, les postures à quatre pattes sont très intéressantes car elles permettent de très bien respirer, de masser l'utérus, de stimuler le transit et de refaire une sangle abdominale sans pousser les organes vers le bas.

Le quatre pattes

Le quatre pattes étire et masse sans risque pour le périnée.

Asseyez-vous sur vos talons, placez vos genoux dans un écartement identique à la largeur du bassin. Laissez vos fesses sur les talons et couchez-vous sur vos cuisses, puis amenez les mains le plus loin possible en avant, front au sol. Cet étirement est en soi très agréable.

Respirez pour vous masser
Sans bouger les mains, redressez-vous à quatre pattes, en laissant
bien le poids du corps en arrière (fesses derrière les genoux). Soufflez très longtemps, comme si vous étiez sous l'eau. Quand vous
êtes vide, ouvrez seulement la bouche, l'air s'engouffre tout seul.
Vous devez sentir le ventre rentrer sans effort. Il n'y a aucune poussée sur le périnée.

C'est un très bon massage pour ressentir la respiration abdominale et renforcer votre sangle abdominale. Revenez sur les talons et
redressez-vous lentement.

Si les cuisses fatiguent
Passez sur les coudes. Vous aurez ainsi les fesses plus haut que la
tête, ce qui va drainer le périnée et remonter tous les organes. Très
intéressant à faire quand vous êtes restée trop longtemps debout et
que vous sentez une pesanteur dans le bas du ventre.

Attention ! N'arrondissez pas le dos, détendez-le : vous ne pouvez pas cambrer si vous êtes bien en arrière.

Le chat

Accrochez vos « griffes » au sol et tirez les fesses en arrière.

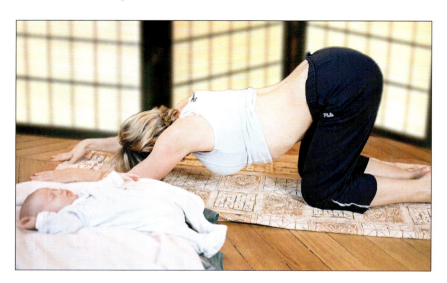

Le quatre pattes au quotidien

Dans la vie de tous les jours, il est difficile de se promener à quatre pattes ! Mais vous pouvez vous étirer selon le même principe et en ressentir tous les effets sur le dos, la circulation, le transit, la sangle abdominale, le périnée.

Quand vous êtes debout

Placez-vous au pied du lit, devant un lavabo ou le rebord de fenêtre, posez les avant-bras l'un sur l'autre, puis votre front dessus et tirez bien les fesses en arrière. Ne reculez pas les pieds, sinon vous seriez cambrée. Balancez-vous un peu et respirez. Cet étirement soulage les tensions dans le haut du dos et la région lombaire.

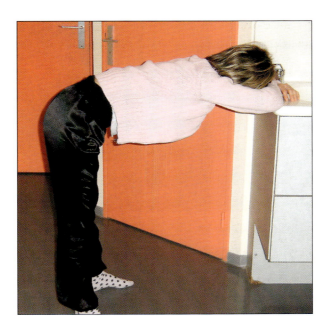

Attention !

– Si l'appui est trop bas, ça tire trop dans les jambes : pliez les genoux, mais n'arrondissez pas le dos.

– Vous pouvez faire le même étirement à partir de la position assise, en posant vos avant-bras et votre tête sur une table, un dossier de chaise.

La vie quotidienne avec bébé

Bébé est en bas

Vous baisser pour aller chercher Bébé, le soulever, le déposer doucement… Vous allez faire ça tout le temps ! Mais pas n'importe
comment.

Bébé au sol

Que c'est bas, la terre !

Ne vous arrondissez pas
Posez un genou au sol, près du pied, penchez-vous le dos droit, placez une main sous les fesses du bébé et l'autre sous sa tête, puis
ramenez-le contre vous. Relevez-vous à la force des jambes, en
poussant sur le pied d'appui.

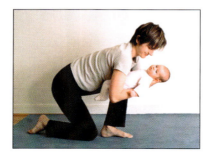

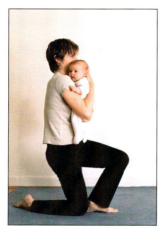
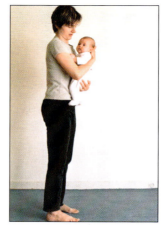

Attention ! Évitez de vous pencher le dos rond et de vous relever cambrée.

Bébé dans son berceau ou lit à barreaux

Comment faire pour ne pas plonger, ce qui est redoutable pour le dos et le périnée ?

Une rotation autour des hanches

Penchez-vous le dos le plus droit possible, en vous pliant autour des hanches et en tirant les fesses en arrière, quitte à plier les genoux. Remontez d'un bloc, en poussant les genoux et les fesses vers l'avant, le bébé contre votre poitrine.

Attention ! Choisissez bien le lit de votre bébé : certains modèles proposent des barreaux qui descendent ou qui s'ouvrent, ce qui est plus pratique que les barreaux fixes.

Bébé dans le bain

Il va se passer un peu de temps avant que Bébé sorte du bain seul et se sèche comme un grand… Patience, ça viendra ! En attendant, ménagez-vous.

Dans une bassine posée au fond de la douche

Accroupissez-vous ou asseyez-vous sur un petit banc, un escabeau (celui que vous mettez sous vos pieds pour vous asseoir).

Dans un grande baignoire

Agenouillez-vous plutôt que de vous pencher et achetez un accessoire qui maintient le bébé et libère vos deux mains.

Attention !
– Évitez d'avoir à déplacer des bassines remplies d'eau, elles pèsent très lourd !
– Organisez-vous pour pouvoir remplir et vider le récipient sans avoir à le porter.
– Ne restez pas penchée dos rond pour soutenir le bébé.

Bébé est dans les bras

Il adore ça ! Quand vous marchez, il retrouve le mouvement qu'il ressentait quand il était lové dans votre ventre. Et vous vous étonnez qu'il veuille un peu abuser de ce bonheur-là ? Ne transformez pas son plaisir en calvaire pour vous : éviter de porter le bébé toujours sur la même épaule ou posé sur votre ventre, vos épaules en arrière, les abdominaux étirés.

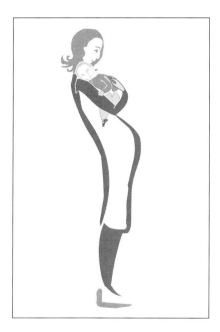

Porter son bébé

Vous avez le choix entre plusieurs positions : variez-les !

À la découverte du monde
Placez votre bébé vers l'extérieur, le dos contre votre thorax, votre avant-bras contre son ventre, une main sous les fesses, ses cuisses remontées à 90° du tronc. Il ne risque pas de laisser tomber sa tête en arrière, la seule chose dangereuse. Il va regarder le monde en toute sécurité…

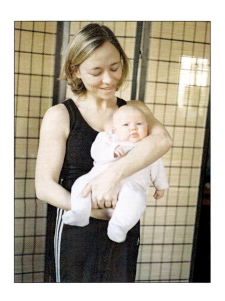
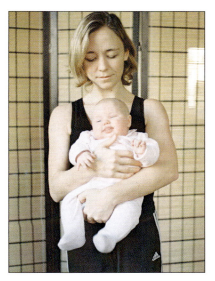

À plat ventre

Placez une main sous les fesses du bébé et de l'autre soutenez son abdomen. Ou bien couchez-le sur le ventre, à califourchon sur votre bras comme un guépard sur sa branche. Il appréciera particulièrement s'il a mal au ventre, des coliques ou des reflux.

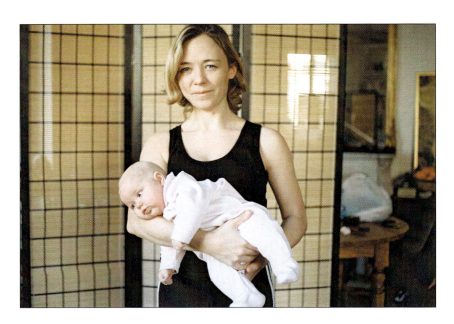

À l'épaule
Veillez à votre posture. Ramenez vos épaules à l'aplomb du bassin, sentez le poids du corps sur les orteils. Placez vos pieds parallèles et non en canard, comme vissés dans le sol, genoux tendus. Vous devez sentir vos voûtes plantaires se marquer, votre bassin tourner comme une roue. Le coccyx doit venir en avant, comme si vous étiez un chien ou un chat et que vous rameniez la queue entre les jambes ! Dans le même temps, poussez le sommet de la tête vers le haut, grandissez-vous.

Sur l'avant du pied, vous pouvez bercer beaucoup plus facilement.

Attention !
– Dans toutes ces positions, vous n'avez aucune raison d'avoir le poids du corps en arrière, ni de pousser le ventre en avant. Vous devez toujours vous sentir en appui sur les orteils.
– Veillez à rester debout sans vous cambrer ni vous tasser.

Jouer au ballon

Jouer au ballon : un bon truc si votre bébé pleure beaucoup et a besoin d'être toujours porté. Lui, il aime, et vous, ça vous soulage.

Massez-vous avec un petit ballon
Placez-vous devant un mur, un ballon de plage dans le dos, les pieds en avant, pour que le poids du corps porte sur le ballon, votre bébé à califourchon sur vos bras, vos mains croisées. Vous pouvez alors faire rouler le ballon contre le mur en balançant le bébé. Ce geste vous masse et vous n'avez plus le poids sur le périnée. Déplacez le ballon du haut du dos au creux des reins (en fonction de vos tensions).

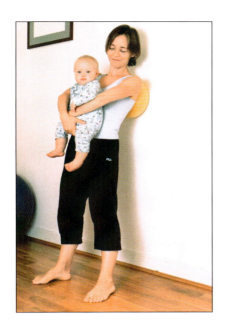 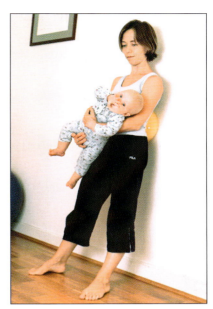

Remusclez-vous avec un petit ballon

Vous pouvez aussi, si vous voulez vous remuscler les jambes et activer la circulation du sang, placer le ballon sur le sacrum, au bas du dos, et descendre le long du mur en pliant les genoux.

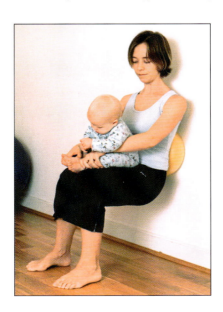

Bercez le bébé avec un gros ballon
Si vous avez la place pour un gros ballon de gymnastique, vous pouvez vous asseoir dessus et faire bouger latéralement votre bassin, pour bercer le bébé tout en faisant travailler vos abdominaux. Un jeu qui n'augmente pas la pression abdominale et ne pousse pas sur le périnée.

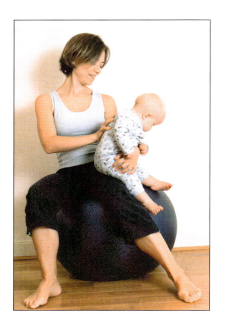 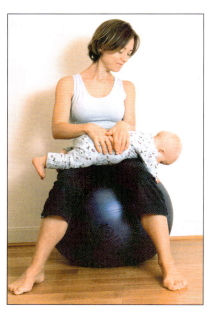

Observez que les mouvements répétitifs comme le bercement sont *hypnotiques* : ils calment les enfants… et aussi leur maman !

Dans un porte-bébé

Plus pratiques en ville et dans le métro que les poussettes, les porte-bébés permettent aussi un contact permanent avec votre enfant. Malheureusement, beaucoup de ceux que l'on trouve sur le marché sont très mal étudiés, bien éloignés du portage traditionnel, où le bébé repose bien serré sur le dos de sa mère, en position fœtale, sa tête penchée vers l'avant, sans cassure au niveau du dos, et les jambes bien remontées. Même si vous portez votre enfant devant et non derrière, choisissez le vôtre avec soin.

Le bon porte-bébé

Il doit remonter la tête de l'enfant sous le menton de la mère, soutenir ses cuisses pour qu'il soit accroupi et non jambes pendantes. Qu'il soit en maillot de bain ou en anorak, le bébé doit être bien plaqué contre le porteur. Ceci veut dire qu'on doit pouvoir régler la hauteur et le serrage du porte-bébé.

Deux modèles répondent à ces critères : le porte-moi (Wilkinet®, fabriqué en Angleterre, vendu sur Internet) ou le grand tissu de six mètres qui vient d'Allemagne et qu'il faut draper soi-même. Tous deux permettent de porter le bébé devant, tourné vers la mère ou vers l'extérieur, sur le côté et dans le dos.

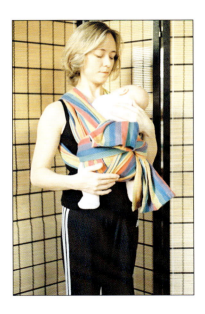

Attention !

– Il faut éviter les porte-bébés qui placent l'enfant trop bas, la tête au niveau des seins de la mère, car alors il n'est pas « compact » et pèse beaucoup plus car il y a un grand bras de levier. Il est comme en rappel, tête en arrière, jambe ballantes. Pour éviter cet inconfort, la maman essaie souvent désespérément de le remonter, une main sous les fesses, asymétrique, ou se penche en arrière pour faire contrepoids. Dans une attitude terrible pour le dos, les abdominaux et le périnée.

– Refusez tout modèle où le bébé a les jambes pendantes. C'est très mauvais pour sa circulation. Essayez de rester une heure assise au bord d'un lit les jambes pendantes : vous comprendrez !

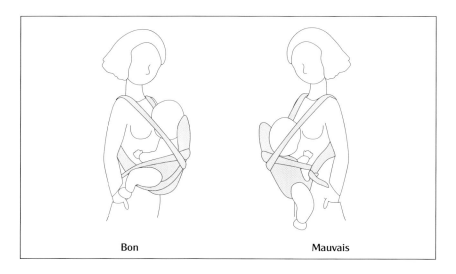

Bon   Mauvais

– Certains modèles permettent de porter le bébé couché. Mais l'enfant n'est pas étiré, plutôt plié en deux, pas en position fœtale mais tassé. Ce n'est pas très bon, surtout s'il a des reflux. Et la maman, à cause des seins, doit toujours le porter assez bas. En fait, ces hamacs sont beaucoup mieux adaptés aux bébés plus grands et assis à califourchon sur la hanche de leur mère qu'aux premiers mois.

Bébé mange

Au début, c'est toutes les trois heures environ et ça ne se termine pas forcément en cinq minutes : vous allez passer du temps à nourrir votre bébé, autant que cela se passe dans les meilleures conditions.

Vous êtes assise

Quasi-obligatoire pour donner un biberon, souvent adoptée également pour allaiter un bébé au sein, la position assise exige toutes les précautions détaillées en début de chapitre. Et quelques autres encore, plus spécifiques.

Bébé au biberon
En général, on donne toujours le biberon du même côté et l'enfant est donc toujours tourné dans le même sens. Varier peut paraître difficile. Résultat : des problèmes d'asymétrie, pour la mère comme pour l'enfant.

Vous n'êtes pas seule… et vous n'êtes pas obligée de donner tous les biberons. Votre compagnon, votre mère, votre meilleure amie, votre sœur… seront ravis de partager ce moment d'intimité heureuse avec le petit dernier de la famille, et ils peuvent vous relayer pour vous soulager.

Bébé au sein
Le problème est plutôt celui de la fréquence et la durée des tétées ! Parce que, dans ce cas, vous êtes seule à fournir toute l'alimentation de votre enfant.

Un relais possible : vous pouvez tirez votre lait, et le congeler, pour en faire des biberons. Ainsi, d'autres que vous peuvent nourrir le bébé, pendant que vous vous reposez. Et il acceptera mieux le passage au biberon au moment du sevrage.

Attention !
– Ne portez pas le bébé dans le vide, appuyez votre coude et votre avant-bras sur un coussin, ou sur vos genoux si vous êtes assise sur un siège assez bas. Descendez vos épaules, ne penchez pas la tête, ne cassez pas la nuque.
– Ne restez pas avachie, appuyez-vous soit en avant, « au balcon », soit en avant et en arrière, avec un coussin au niveau de l'attache du soutien-gorge. Pensez à « grandir mincir » quand vous expirez.

Vous êtes couchée

Beaucoup de mères n'arrivent pas à allaiter couchée car elles ne trouvent pas la bonne position. Ça tire partout, le bébé ne prend pas bien le sein. Au final, les mamans passent non seulement la journée debout ou mal assises, mais aussi la moitié de la nuit ! Pensez à bien vous installer.

Calez-vous avec des coussins
Placez un coussin sous l'oreille et passez votre bras en dessous. Posez votre tête, la nuque étirée, détendue.

À l'aide d'un autre coussin (ou avec le Corpomed®), remontez le genou supérieur en fléchissant votre hanche pour que l'angle « cuisse-colonne vertébrale » soit inférieur à 90°. C'est un point essentiel pour éviter la cambrure et il est indispensable après une césarienne. Immédiatement, le dos se détend, le ventre est comme plaqué vers la colonne, il ne s'étire plus dans le vide.

Placez bien le bébé
Posez-le à même le lit, couché sur le côté, son ventre contre votre ventre.

N'ayez pas peur de vous endormir
Beaucoup de mamans n'allaitent pas couchées par peur de s'endormir ou s'épuisent à lutter contre le sommeil. Si vous êtes bien calée, vous ne pouvez pas rouler sur le bébé et celui-ci ne peut pas tomber du lit… Vous vous réveillerez quelques minutes plus tard pour le remettre peut-être dans son lit.

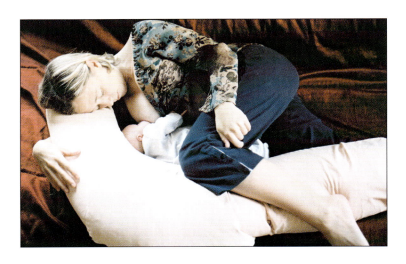

Attention !

– Ne soutenez pas votre tête avec votre main, vous allez rapidement souffrir du poignet et du cou !

– Ne posez pas l'enfant sur votre bras ou sur un coussin, car votre sein serait trop bas et vous seriez obligée de vous tordre au niveau du haut du dos. De plus, le bébé ne prendrait pas correctement le mamelon et tirerait sur le bout de sein, augmentant le risque de crevasse.

– Ne laissez pas votre ventre partir en avant, dans le vide, ce qui accentue la cambrure et aggrave l'écartement des abdominaux, l'étirement des ligaments utérins et celui du périnée.

CHAPITRE 5

SE RELAXER, SE FAIRE CHOUCHOUTER

« Détendez-vous ». Facile à dire ! Vous avez mal un peu partout, vous êtes fatiguée, vous ne dormez pas assez, vous stressez aussi un peu parfois devant votre bébé en vous demandant si vous saurez comment faire… Oui, facile à dire. Bonne nouvelle, c'est aussi facile à faire et très payant : tout ira mieux ensuite.

La chaise

Une simple chaise peut vous procurer un bien fou. N'importe laquelle peut faire l'affaire : il suffit juste qu'elle n'ait pas de barreaux entre les pieds.

Posture magique

Une posture magique de relaxation express que vous pouvez faire seule ou le bébé dans les bras.

Positionnez-vous correctement
Allongez-vous par terre, sur un sol confortable. Placez vos jambes sur le siège, les fesses légèrement en dessous de la chaise. Il faut que l'angle cuisses-ventre soit inférieur à 90°.

Dix minutes de bonheur
Une fois bien installée, vous n'allez plus sentir de tension. Votre respiration devient automatiquement abdominale, les côtes sont bien ouvertes, le diaphragme libre. La circulation s'améliore dans les

jambes, toutes les tensions lâchent et vous êtes comme dans un état second. Restez dix minutes dans cette position : vous allez récupérer des heures de sommeil ! Seule, ou avec bébé sur votre cœur si vous préférez.

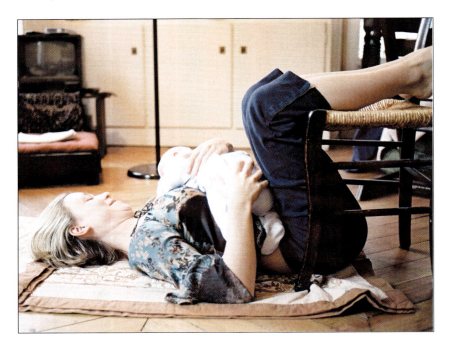

Si vous souffrez de sciatique, cette position est très bienfaisante. Au début, l'étirement dans le haut du dos peut paraître un peu désagréable, mais en quelques minutes, une vraie détente sera au rendez-vous.

Attention !
– Si vous êtes très grande, placez un coussin sous vos jambes sur le siège de la chaise.
– Si vous êtes trop petite, pliez une couverture sous votre dos pour vous rehausser.
– Ne cherchez pas à vous décambrer en plaquant les reins au sol : vos abdominaux se contracteraient, le périnée se trouverait sous tension et la respiration bloquée, l'inverse de la détente ! Si vos fesses sont sous la chaise, il n'y a plus de cambrure.

Déroulez le dos

Pour une détente complète du dos, en égrenant chaque vertèbre une à une, jusqu'à la nuque.

Installez-vous
Calez la chaise contre un mur, pour qu'elle ne bouge pas. Posez les pieds sur le rebord du siège, les fesses au ras de la chaise. L'angle cuisses-ventre doit être très inférieur à 90°.

Montez
Les bras le long du corps, la nuque étirée, soulevez le bassin en expirant. Poussez sur les bras, creusez le haut du dos au maximum et montez vos fesses le plus haut possible. Restez dans cette position le temps de quelques respirations.

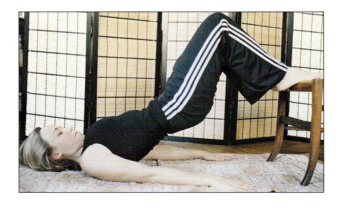

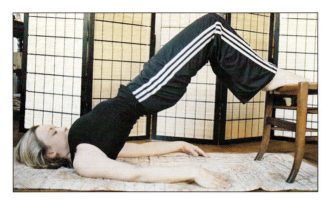

Déroulez
Redescendez, bras allongés derrière la tête, en ramenant les orteils vers vous, la plante des pieds toujours sur le rebord de la chaise. Vous ressentez une délicieuse sensation de déroulement, vertèbre après vertèbre, et un grand bien-être.

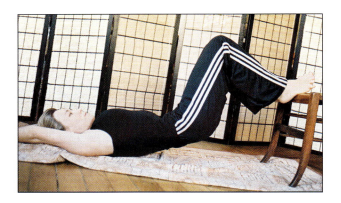

Observez : cet exercice fait travailler les fessiers et le haut du dos tout en déchargeant le périnée mais il étire aussi la nuque de façon très puissante. N'hésitez pas, si vous souffrez d'un torticolis : au contraire, insistez au maximum du supportable, vous allez ainsi vous débloquer.

Les étirements

Pratiqués seule ou partagés avec votre compagnon ou une amie, ces étirements sont une partie non négligeable de la détente et de la relaxation.

Les étirements seule

Quand on dit seule… Évidemment, Bébé peut participer !

L'étirement couché

Étendez-vous sur le côté, la cuisse supérieure bien remontée vers le ventre, l'autre jambe étirée. Si vous avez un appui possible (mur, tête de lit), tendez le bras au-dessus de la tête et poussez sur la main en expirant, pendant que vous étendez le talon de la jambe allongée au plus loin. C'est un étirement très ample, qui travaille bien la sangle abdominale sur l'expiration.

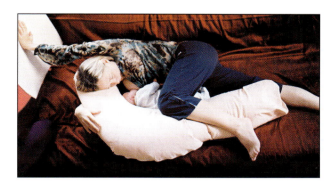

L'accroupi appuyé

Si vous avez mal dans le bas du dos, vous pouvez étirer très efficacement cette région en vous accroupissant, pieds parallèles, dos appuyé contre le mur. La pesanteur étire particulièrement le bas du dos. Attention toutefois, si vous avez la sensation d'une pression sur le périnée, n'insistez pas.

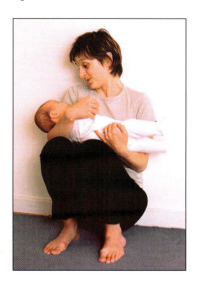

Les étirements à deux

Une bonne occasion de mettre votre compagnon, ou votre meilleure amie, à contribution. Quoi de meilleur que de partager un moment de détente ?

La détente du haut du dos et des épaules

Asseyez-vous en tailleur ou sur un canapé. Votre compagnon se place devant vous, à genoux si vous êtes par terre, assis sur une chaise si vous êtes dans le canapé. Accrochez-vous à son cou, posez le front sur sa poitrine, bien penchée en avant. Vous devez être étirée. Ses mains sont sur vos omoplates et peuvent masser votre dos. Balancez-vous.

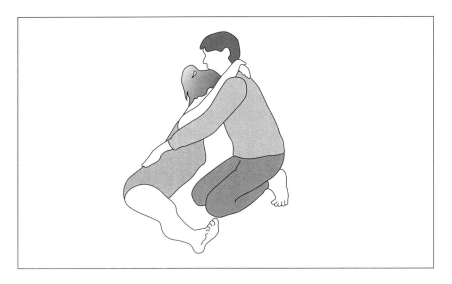

Une efficacité remarquable en quelques minutes !

La planche à voile

Debout l'un devant l'autre, tenez-vous fermement par les mains. Votre compagnon prend l'attitude d'un planchiste, bassin en avant, épaules en arrière, dos droit.

Tirez vos fesses en arrière au maximum, en vous suspendant à lui comme à une barre. Balancez-vous. Pliez un peu les genoux si c'est trop dur à l'arrière des jambes, mais n'arrondissez pas le dos.

Passez en position accroupie, en vous suspendant à lui (il peut se rapprocher un peu).

Puis remontez en gardant le dos bien droit, à la force des jambes.

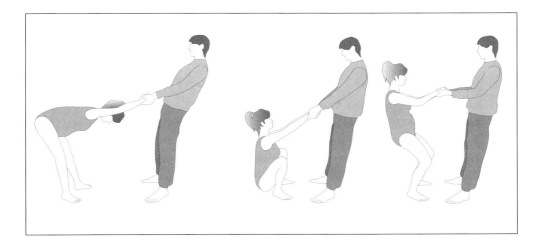

Les massages

Très agréables, efficaces et faciles à effectuer, les massages que peut vous offrir votre compagnon sont une bonne occasion pour lui de vous prouver son amour et de vous procurer un moment délicieux de détente.

Faites-vous masser

Pas besoin d'être un expert. Il suffit de laisser parler son cœur… et ses mains !

La nuque et les épaules

L'épaule
Allongez-vous sur le côté, la cuisse supérieure bien remontée vers la poitrine, la tête posée sur votre bras. Votre compagnon se place derrière vous et place ses mains bien à plat sur votre épaule, l'une

devant, l'autre à l'arrière sur l'omoplate. En suivant votre respiration, il dessine des cercles, vers le haut en avant et vers le bas en arrière, en insistant sur la descente, le plus bas possible.

L'omoplate
Ramenez ensuite l'avant-bras en arrière, la main dans le dos, le coude fléchi. L'omoplate « bâille ». Votre masseur peut alors glisser les doigts en dessous et pianoter, comme s'il voulait décoller l'omoplate, sa main supérieure posée à l'arrière de votre tête.

Les trapèzes
Ramenez enfin le bras le long du corps pour qu'il puisse masser les trapèzes, de chaque côté du cou. Ses mains se rejoignent au milieu de l'espace entre la base du crâne et l'épaule, le bord externe de la main sur le cou. Sans appuyer trop, mais en étirant vigoureusement, il éloigne ses mains l'une de l'autre, comme pour éloigner la tête de l'épaule.

Un vrai régal !

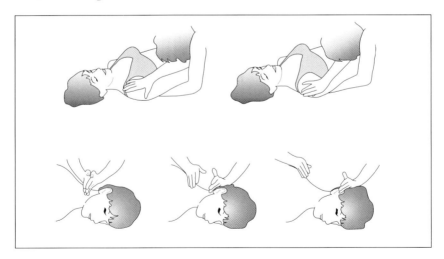

Le bas du dos

Asseyez-vous, par exemple, à califourchon sur une chaise, par terre sur vos talons, les avant-bras et le front posés sur une autre chaise ou une table. L'objectif est d'allonger la colonne vertébrale en éloignant le bassin des épaules. Des deux mains, une de chaque côté de la colonne, votre compagnon descend des épaules vers le sacrum en étirant.

Il peut sentir au niveau du bas du haut comme une « marche », une butée. Il faut repousser cette zone avec le talon de la main, fermement.

Très agréable et sans danger.

Vous pouvez aussi vous allonger sur le côté, la cuisse supérieure remontée.

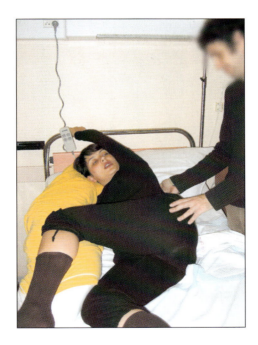

Massez-vous

Les automassages sont très simples à pratiquer avec l'aide d'un ballon.

Tout le dos avec un petit ballon

Pour vous détendre tout en berçant votre bébé (voir chapitre 4).

Le bas du dos avec un gros ballon

Avec ou sans bébé, mais toujours avec un gros ballon de plage. En plus du jeu décrit au chapitre 4, voici une posture très efficace pour libérer les tensions dans tout le dos.

Asseyez-vous sur le bord du ballon, en avant. Partez en arrière en le faisant rouler pour laisser votre dos épouser sa courbe, la tête posée, les bras en arrière ou de chaque côté. Respirez un moment, puis faites rouler le ballon pour vous retrouver accroupie devant, légèrement suspendue.

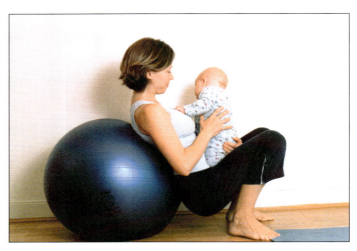

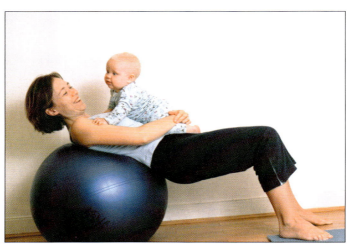

La circulation

Les exercices permettant d'activer la circulation sont destinés à toutes les accouchées.

On sait que les accouchées doivent stimuler la circulation du sang pour éviter les phlébites. C'est en général pour cela qu'on les fait lever précocement. Vous pouvez obtenir le même résultat sans être debout à piétiner, ce qui favorise le gonflement des jambes, le risque d'œdème dans le périnée, les pesanteurs dans le bas-ventre…

Tout de suite

Dansez le french cancan avec bébé (il peut être près de vous ou même au sein) ! Couchez-vous sur le côté, ramenez la cuisse supérieure vers votre ventre, maintenez-la avec votre main et faites des exercices de cheville : flexion, extension, cercles. Puis cherchez à tendre la jambe, sans pousser sur le ventre (tenez bien votre jambe vers vous).

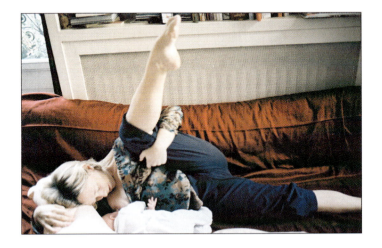

↓

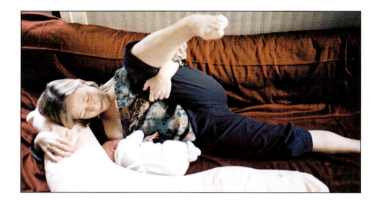

Retournez-vous et recommencez de l'autre côté.

Très vite

Placez-vous dans la position adoptée pour dérouler votre dos avec la chaise (voir plus haut). Inutile de « monter » très haut le bassin. Vous pouvez rester au ras du sol, en tirant bien sur le coccyx (la queue du chat) pour ne pas cambrer.

Plus tard

Posez un pied sur un tabouret ou une chaise, le bébé sur votre cuisse. Fléchissez le genou de la jambe d'appui, le dos bien droit comme si vous vouliez vous asseoir. Puis tendez le genou en montant sur la pointe du pied et redescendez.

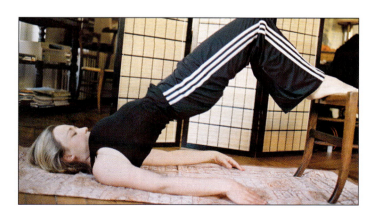

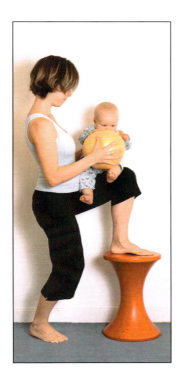 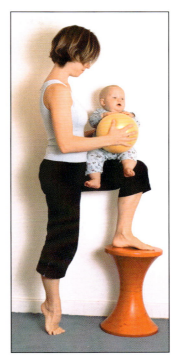

CHAPITRE 6

REMUSCLER LES ABDOMINAUX

Retrouver un ventre plat est un objectif très légitime et tout à fait réaliste. Au-delà de l'esthétique, il est important de se refaire une sangle abdominale au plus tôt, car les abdominaux ne servent pas qu'à faire joli mais aussi à respirer, à digérer, à faire circuler le sang, à contenir les organes, à tenir le dos, à marcher, à produire la plupart des efforts de la vie courante !

Bien sûr, il est impossible d'être « comme avant » la grossesse dès que vous remettez les pieds par terre ! On se retrouve souvent avec un profil de femme enceinte, malgré une enveloppe vide. Le beau ventre qu'on partageait à deux n'est plus qu'un ventre deux fois trop grand. La nature se charge de remettre peu à peu les choses dans de justes proportions mais on peut l'aider, en prenant garde d'éviter quelques erreurs aux conséquences particulièrement néfastes en cette période et en travaillant « dans le bon sens ».

La prévention

Avant de penser à retonifier votre sangle abdominale, veillez à ne pas aggraver, dans la période des suites de couches, les déformations imposées par la grossesse à vos abdominaux.

À noter : les abdominaux grands droits (les tablettes de chocolat) se sont allongés de quinze centimètres au dernier trimestre et se sont écartés. Ils sont « trop grands » pendant six semaines.

Comment travailler les abdominaux ?

Il faut en fait renforcer là où, enceinte, vous aviez toujours les mains… en dessous du bébé ! Là où vous les placez encore quand vous sentez que ça pèse (particulièrement en cas de césarienne). Il faut aussi rapprocher les grands droits, en imaginant que vous serrez un corset du bas vers le haut… ce qui remonte les seins.

Surveillez vos postures
Vous en connaissez maintenant tous les principes, mais révisez-les régulièrement, que ce soit quand vous portez votre bébé (chapitre 4), quand vous le nourrissez (chapitre 4) ou lors des efforts quotidiens – se pencher, se relever, s'asseoir, soulever un poids, etc. – (chapitre 3).

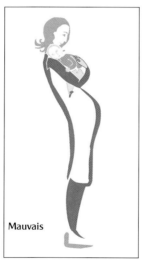

Mauvais

Respirez à l'endroit
La respiration abdominale (chapitre 3) associe le périnée, renforce les abdominaux du bas du ventre et remonte les organes. Pratiquez-la le plus souvent possible.

Portez une ceinture
Une ceinture adaptée soulage et soutient (chapitre 4). Pensez-y systématiquement quand vous devez porter des charges lourdes, faire des efforts, déménager…

Revoyez vos « séries »

Travaillez en priorité les abdominaux transverses (qui viennent du
dos vers l'avant, renforçant le bas du ventre), les obliques, et privi-
légiez les séries qui rapprochent les abdominaux verticaux (grands
droits) sans les raccourcir.

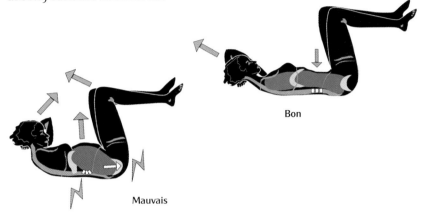

Bon

Mauvais

Attention !

– Ne restez pas avachie, assise, appuyée en arrière.

– Ne vous cambrez pas.

– Ne portez pas votre bébé sur le ventre en vous rejetant en
arrière.

– Ménagez les abdominaux verticaux : ne les faites jamais travailler en rapprochant les épaules des hanches.

– Oubliez les séries de ciseaux, pédalages, couchés-assis clas-
siques, POUR TOUJOURS !

Quand commencer le travail des abdominaux ?

Si l'on s'en tient aux exercices basés sur les postures et la respiration, on peut commencer sur la table d'accouchement, avant même
de mettre un pied par terre !

À la maternité

Travaillez ces deux points intensivement, surtout les premiers
jours. Profitez-en : vous avez un peu plus de temps que lorsque
vous serez rentrée à la maison.

À la maison
Profitez de tous les temps de repos avec bébé. Ces exercices peuvent se pratiquer avec lui, qu'il soit au sein, dans vos bras, dans votre lit…

Attention ! Pas besoin d'être à la verticale pour faire travailler vos abdominaux. Au contraire, c'est encore et toujours l'horizontale qui vous fait le plus de bien. Être à « l'envers », bassin surélevé est aussi intéressant (demi-pont, etc.).

Variations autour de la fausse inspiration thoracique

C'est l'exercice de choix. La fausse inspiration thoracique (chapitre premier et chapitre 3), permet de remonter les organes, de masser l'utérus, la vessie, le foie, les reins et les intestins. Elle provoque également une contraction réflexe des muscles abdominaux transverses et du bas du ventre, incitant celui-ci à se creuser, très efficacement. Un exercice à varier autant que possible, pour travailler d'autres parties du corps en même temps, en fonction de vos tensions.

Couchée

Sur le dos ou le côté, avec ou sans bébé.

Sur le dos

Placez-vous sur un sol confortable, un lit ou une couverture.

Dos creux
Couchez-vous sur le dos, bien étirée, la nuque droite. Placez les mains l'une sur l'autre sous la tête. La respiration devient automatiquement abdominale.
  Une fois de temps en temps, serrez le périnée, expirez, puis bloquez le souffle, ne respirez plus, rentrez le menton et appuyez la tête sur les mains.

Attention !
– Ne forcez pas pour descendre les coudes au sol.
– Ne cambrez pas. Si c'est trop difficile, gardez un pied sur un genou ou travaillez avec la chaise.

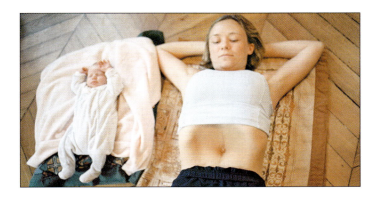

Dos rond
Dans la même position, placez vos mains dos à dos au-dessus du visage, bras tendus vers le plafond. Expirez, bloquez le souffle et poussez vos mains vers le plafond pendant que vous appuyez la tête dans le sol, menton rentré.

Observez : il est toujours bon d'alterner un exercice « dos creux » et un « dos rond », pour détendre le point sensible entre les omoplates, à l'attache du soutien-gorge.

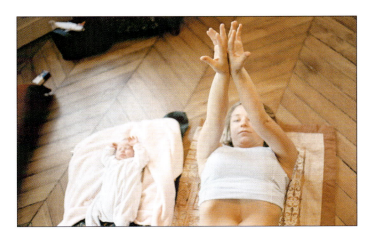

Demi-pont (dos creux)

Allongez-vous, les bras le long du corps, les genoux pliés, les pieds à plat sur le sol, la nuque étirée. Soulevez le bassin en expirant. Poussez sur les bras, creusez le haut du dos au maximum et montez vos fesses le plus haut possible.

Portez alors les bras en arrière de la tête et redescendez en tirant les fesses vers les pieds.

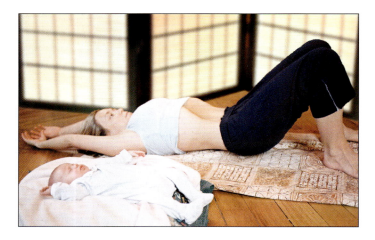

Avec la chaise : vous pouvez reprendre l'exercice avec la chaise pour un déroulement plus puissant.

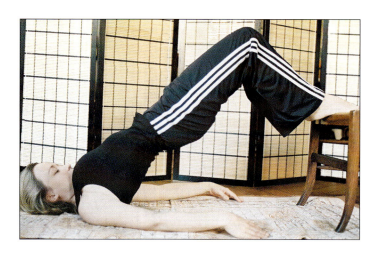

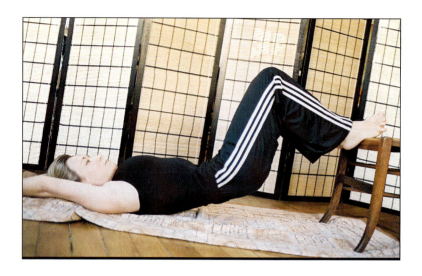

Dos rond maximum

Allongez-vous sur le dos, les genoux pliés, les pieds à plat. Placez un pied sur le genou, puis vos mains contre celui-ci, doigts vers le sol, coudes vers le plafond. Expirez puis bloquez à vide en rentrant le menton, appuyez la tête dans le sol et rapprochez les coudes l'un de l'autre.

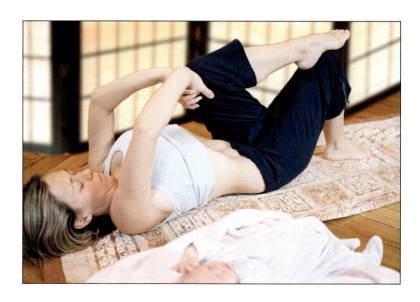

Sur le côté

Cet exercice peut éventuellement se faire en allaitant.

Le chat qui rentre la queue
Arrondissez légèrement le bas du dos, dans le geste du chat qui rentre la queue entre les pattes, pincez-vous le nez si nécessaire (pour inspirer sans prendre d'air) et reculez le cou.

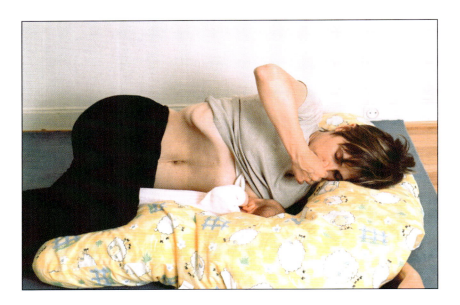

À quatre pattes

Dans cette posture, la fausse inspiration thoracique se révèle parti-culièrement efficace contre la constipation.

L'exercice de base

Reprenez l'exercice du chapitre 4.

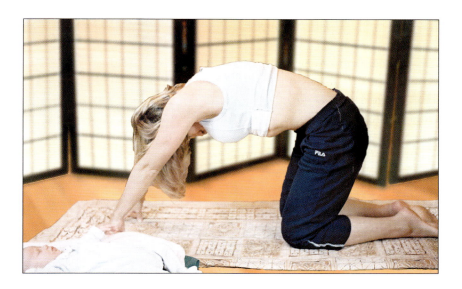

Alignez la nuque
Sur le temps vide, rentrez le menton et relevez la tête, la nuque bien alignée.

   À l'envers : si vous posez les coudes au sol, vous drainez encore mieux le périnée.

En appui sur vos cuisses

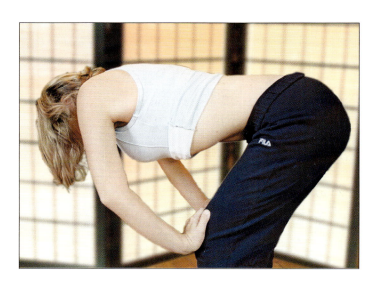

Les variantes du quatre pattes

En appui sur un meuble
Posez les avant-bras l'un sur l'autre sur le meuble, le front posé.
Tirez bien les fesses en arrière, balancez-vous et reprenez les exer-
cices respiratoires.

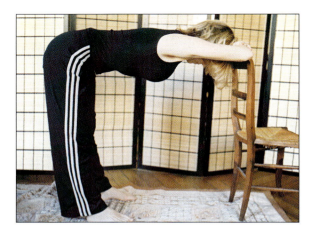

En chat
Démarrez dans la position du quatre pattes (chapitre 4), posez les
coudes à la place des poignets. « Plantez les griffes » et tirez vos
fesses en arrière, front au sol. Balancez-vous un peu puis refaites
des fausses inspirations thoraciques. L'étirement du haut du dos est
maximum.

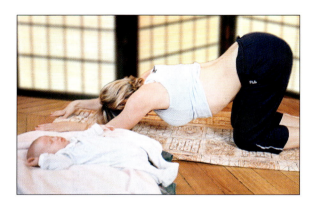

Avec étirement latéral

Démarrez dans la position du quatre pattes, avancez le genou gauche, posez le coude gauche au sol et poussez la main droite loin devant en arc de cercle. L'expiration masse surtout le côté droit qui est très étiré.

Recommencez la même chose du côté gauche. L'asymétrie est intéressante car vos portages sont souvent asymétriques et votre dos très contracturé d'un côté.

Il y aura un côté plus agréable, mais insistez un peu plus sur l'autre pour réduire les tensions.

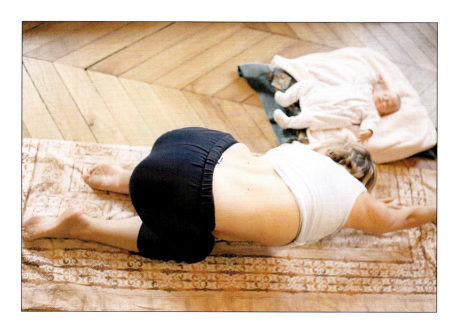

Assise

Vous avez le choix de la position de départ : assise au sol, pieds à plat, genoux fléchis, sur un siège bas, ou devant une table.

Dos creux

Posez les coudes sur la table ou sur vos genoux. À la fin de l'expiration, bloquez le souffle, rentrez le menton, reculez la nuque et appuyez sur vos coudes. La poitrine doit remonter.

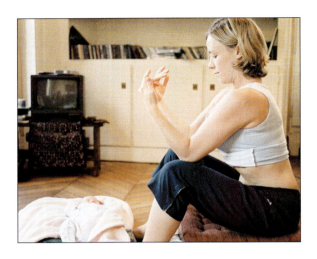

Dos rond
À partir de la même position, posez les mains, doigts vers vous, sur les genoux ou sur la table, rentrez le menton, reculez la nuque et rapprochez les coudes l'un de l'autre.

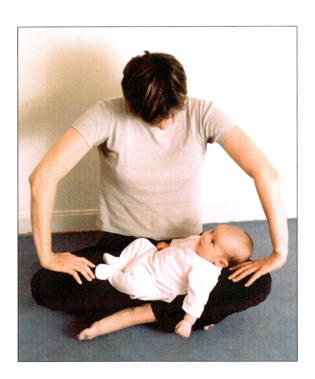

L'aigle
Une variante de l'exercice précédent. Attrapez vos épaules dans vos mains. Reculez toujours le cou, menton rentré, en glissant les épaules vers l'avant et le haut. Cet exercice détend beaucoup le haut du dos.

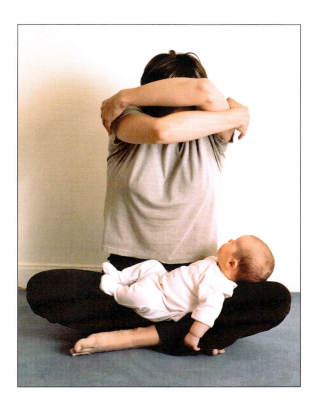

Les premiers abdominaux toniques

Pas de précipitation : il s'agit de poursuivre le travail des abdominaux en douceur, sans risquer de pousser sur le périnée.

Avant de vous y mettre, pensez que vous devrez toujours veillez à :
– ne pas cambrer ;
– travailler sur l'expiration à partir du périnée ;
– ne jamais sortir le ventre ;
– maintenir toujours les épaules au plus loin du bassin (mais sans hausser les épaules).

L'étirement couchée sur le côté

Dans votre lit, éventuellement avec bébé au sein, ramenez les deux genoux (ou au moins un) vers vous, contractez le périnée en tirant le coccyx vers l'avant, prenez appui sur la tête de lit ou le mur avec la main supérieure, le bras tendu. Expirez longtemps et poussez sur la main pour allonger votre dos au maximum.

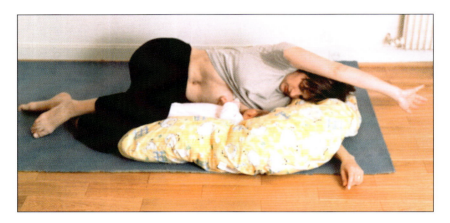

Les abdos fessiers-périnée

Couchez-vous sur le dos, les jambes allongées, décambrez-vous (c'est impératif, sinon vous aurez mal au bas du dos). Croisez les chevilles, tirez les orteils vers le visage, puis faites le geste de décroiser vos chevilles mais en laissant les pieds bloqués.

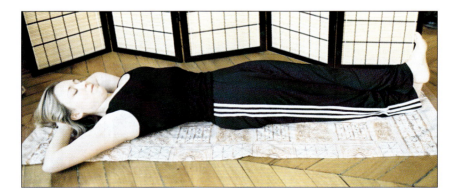

Les pieds « sous la commode »

La commode est fictive, mais l'exercice bien réel !

La commode classique

Couchez-vous sur le côté, le genou supérieur remonté vers la poitrine, l'autre genou semi-fléchi, accrochez vos orteils derrière le genou. En expirant, tentez de tirer la « commode » vers vous, c'est-à-dire de ramener la jambe qui est au sol vers le visage. Mais la commode ne vient pas (résistez).

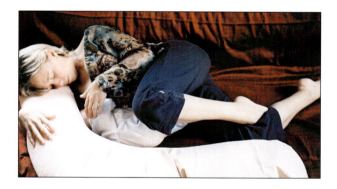

La variante allongée sur le dos

Procédez exactement de la même façon, mais allongée, les mains croisées sous la tête.

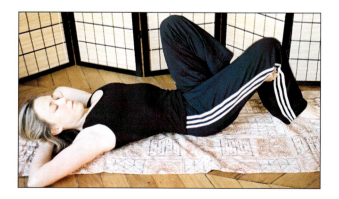

Les variantes en déplaçant le pied qui tire

Au niveau des chevilles, c'est la jambe de dessus qui tire et le pied au sol qui reste fixe. Attention, on peut plus facilement cambrer !

Au niveau du cou-de-pied, imaginez que vous voulez tirer le pied vers vous, en tirant les orteils vers le visage. L'autre pied, en travers, pousse pour empêcher le mouvement.

Encore plus puissant.

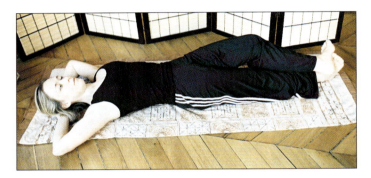

Rapprocher les côtes

Il s'agit de compenser leur écartement, nécessaire pendant la grossesse pour faire de la place au bébé. Couchez-vous sur le côté, le genou supérieur remonté. Placez la main supérieure devant vous sur le coussin à la hauteur des seins. Soufflez et terminez l'expiration en poussant la main vers le sol.

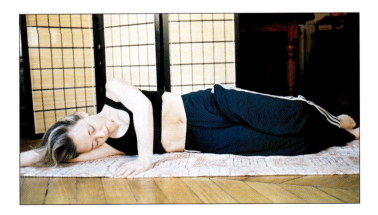

Les abdominaux magiques

Discrets, sans risque, sans mouvements du dos ni du bassin qui pourraient faire mal, ces abdominaux très puissants peuvent être réalisés avec bébé dans les bras ou au sein, et dans toutes les positions. Ils sont particulièrement recommandés après une césarienne. Presque rien ne bouge ! Réellement magique. Mais il faut arriver à les ressentir et à « visualiser » les mouvements, ce qui ne convient pas à tout le monde. Ce sont en tout cas les mieux adaptés à cette période.

Le patinage couché

Couchez-vous sur le dos, les genoux fléchis, les pieds au sol écartés de la largeur du bassin, imaginez que vous patinez. Portez « mentalement » le poids du corps sur un pied en expirant longuement. Puis sur l'autre, comme si vous vous déplaciez en roller ou patin. Rien ne bouge, mais tout travaille : les abdominaux transverses et obliques, les cuisses, les fessiers, le périnée !

Les variantes du patinage

Procédez de la même façon, mais assise sur une chaise ou sur votre ballon.

Les pieds sous la commode

Une nouvelle variante de l'exercice présenté plus haut. Fléchissez une jambe, le pied au sol. Allongez l'autre jambe, les orteils du pied tirés vers le visage. Imaginez que vous voulez ramener ce pied vers vous mais que quelque chose le retient.

La torsion imaginaire

Couchez-vous sur le côté, les genoux remontés vers la poitrine, étirée jusqu'à la nuque. Expirez et imaginez que vous remontez encore vos genoux vers vous et que vous les amenez de l'autre côté, dans un mouvement de torsion, sans que rien ne bouge. Mais palpez votre ventre : vous sentirez le travail se faire !

Les variantes de la torsion

Asseyez-vous, en tailleur ou sur une chaise. Imaginez que vous tournez progressivement le tronc en remontant sur chaque expiration depuis le bas de la colonne vertébrale vers la tête, comme une vis montante.

Le resserrement des côtes

Calez-vous sur le dos, sur le côté ou assise. Placez votre bras dans la posture utilisée pour refermer les côtes (chapitre 6), l'avant-bras à la hauteur de la poitrine, et imaginez que vous poussez contre une résistance, en expirant.

Le travail des abdos « petits obliques »

Couchez-vous sur le dos, les genoux fléchis, les pieds à plat. Ou asseyez-vous sur une chaise ou sur un ballon. Imaginez que vous amenez les deux genoux du même côté, sans bouger la taille, en expirant.

Le travail des abdos « grands droits isométriques »

Couchez-vous sur le dos, les genoux fléchis, les pieds à plat. Imaginez que vous ramenez une cuisse vers le ventre, ou que vous soulevez le pied, ou que vous relevez la tête et le haut du buste.

Au bout de trois semaines

Vous pouvez maintenant aller plus loin dans le travail des abdominaux. *Adaptez cependant toujours vos efforts à votre forme.*

Le travail des obliques

Un bon exercice pour les abdominaux obliques et transverses, ainsi que pour les muscles internes des cuisses.

L'opposition bras-jambe

Couchez-vous sur le dos, les genoux fléchis et les pieds à plat. Ramenez une cuisse le plus près possible du ventre sans bouger le dos. Engagez le bras à l'intérieur de la cuisse, sans lever la tête. En expirant, poussez avec le bras comme pour écarter la cuisse. Mais celle-ci ne doit pas bouger du tout.

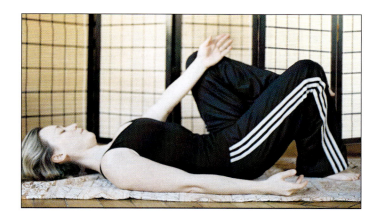

Une posture complémentaire

Passez le bras opposé à l'extérieur du genou. Opposez des forces de poussée, toujours sans mouvement.

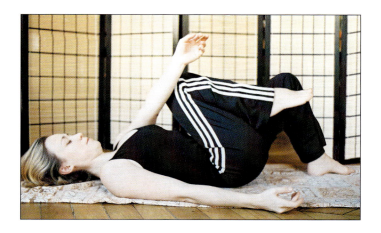

Avec une sangle

Il s'agit là d'un exercice progressif, en trois temps. Équipez-vous d'une sangle ou d'un foulard.

Premier niveau

Couchez-vous sur le dos, une jambe allongée. Ramenez une cuisse sur le ventre. Maintenez-la avec la main, en poussant bien l'autre talon loin de la tête, orteils vers le visage. Expirez et lâchez… Rien ne doit bouger. Votre ventre ne doit pas sortir ni votre cuisse s'éloigner du ventre.

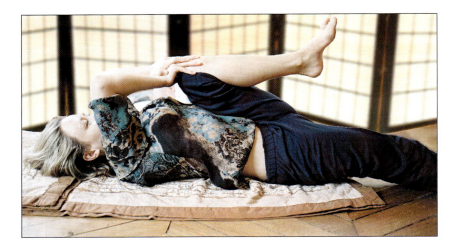

Deuxième niveau

Quand vous maîtrisez bien le premier niveau, passez une sangle sous le pied, essayez de tendre la jambe à la verticale, sans pousser le ventre dehors ! N'allez pas trop loin, acceptez de ne pas réussir à allonger complètement la jambe. Essayez de lâcher la sangle sans que le ventre sorte.

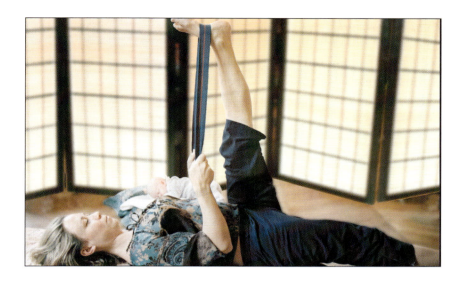

Attention ! Si c'est trop tôt, pliez le genou et enlevez la sangle.

Troisième niveau

Encore plus difficile. Gardez la posture du deuxième niveau, fléchissez le genou, gardez le pied bien vers le plafond et fléchissez la hanche en continuant à pousser sur l'autre talon. Essayez toujours de ne pas sortir le ventre quand vous lâchez la sangle.

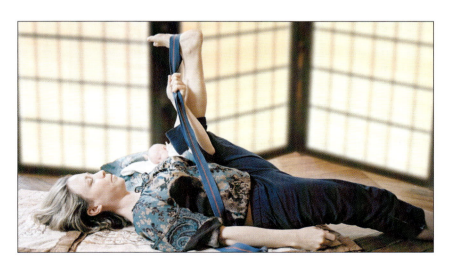

Avec un ballon

Avec un gros ballon de gymnastique, vous pouvez bercer bébé en travaillant vos abdominaux obliques, sans pression sur le périnée (voir chapitre 4).

Quand votre enfant sera plus grand, il fera contrepoids et vous pourrez accentuer le mouvement de translation latérale.

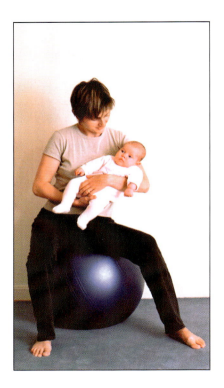 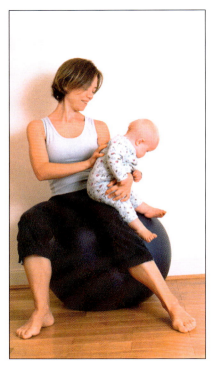

Série progressive d'abdos fessiers

Du plus doux au plus puissant.

Couchée sur le côté

Allongez la jambe inférieure, placez l'autre pied devant le genou. Poussez le genou vers l'arrière et ramenez les fesses vers l'avant en tirant sur le coccyx par une contraction du périnée.

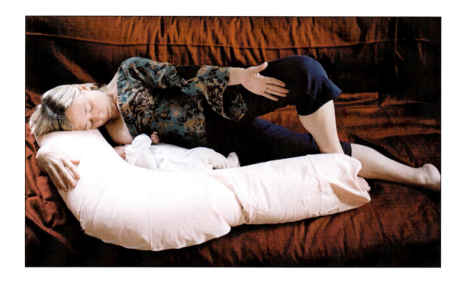

En appuyant le pied dans le sol

Dans la même position, appuyez le pied dans le sol comme pour l'enfoncer, la jambe bien perpendiculaire au sol, le bassin bien maintenu.

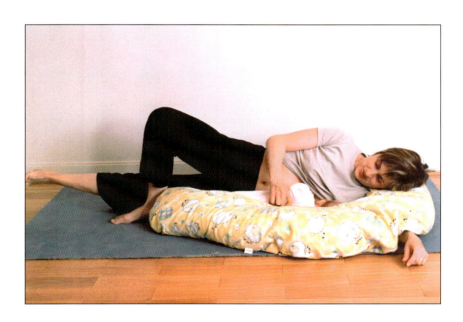

En soulevant la jambe tendue

Essayez de soulever la jambe tendue, en expirant, et à partir du haut de la cuisse (ne levez pas simplement le pied).

Le twist

Couchez-vous sur le dos, les genoux fléchis écartés de la largeur du bassin, les pieds à plat.

En expirant, laissez descendre les deux genoux du même côté, mais sans bouger la taille. Le bassin ne tourne pas, ce sont vos abdominaux obliques qui le retiennent.

À noter : vous pouvez faire cet exercice en « imaginaire ». Plus facile, mais très efficace également.

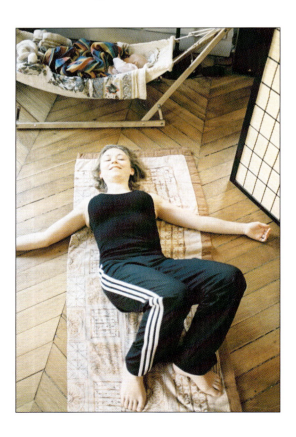

Les grands obliques

Les grands obliques seule

Couchez-vous sur le dos, les genoux fléchis, les pieds à plat, les bras en croix. Ramenez un bras vers l'autre, en tirant l'épaule vers le haut. Lorsque le dos décolle, ramenez les côtes au sol sans ramener le bras, comme si on vous retenait la main.

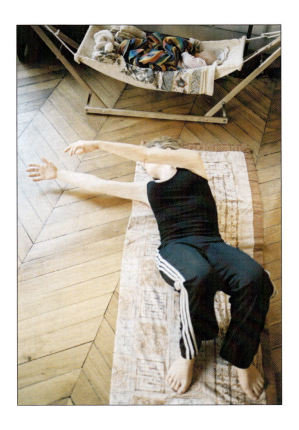

Les grands obliques à deux

Asseyez-vous en face de votre partenaire. Posez votre main droite sur la sienne, et repoussez-vous.

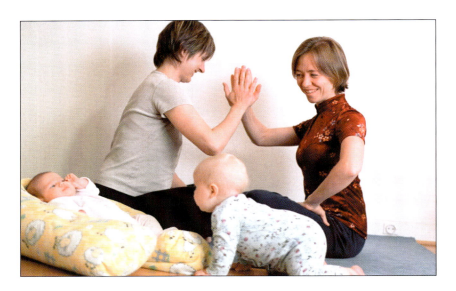

Les torsions

Asseyez-vous en tailleur, une main posée au sol derrière le dos, l'autre sur le genou opposé, expirez et tournez progressivement le tronc comme une vis montante, du bas vers le haut.

La tête reste de face jus-qu'au moment où les épaules ont pivoté. Tournez-la alors. Essayez d'enlever les mains et de maintenir.

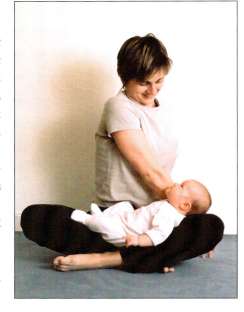

À noter : très intéressant à faire en version « imaginaire ».

Plus tard

Vous arrivez progressivement à la fin de cette période particulière que sont les suites de couches. Vous pouvez maintenant adopter des postures plus toniques et travailler des abdominaux plus athlétiques.

La totale

Couchez-vous sur le dos, les genoux fléchis, les pieds à plat. Ramenez une cuisse le plus près possible du ventre. Croisez les doigts et repoussez votre genou de vos mains. Résistez avec les abdominaux. La cuisse ne doit pas s'écarter du ventre. Les muscles de la cuisse travaillent aussi, mais essayez de vous servir surtout des abdominaux.

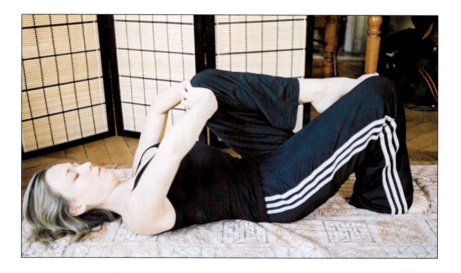

Photos-abdos

Maintenant que vous connaissez les principes, voici quelques
exemples, en photos, d'exercices toniques.

Tonique couchée

En expirant, essayez de soulever les deux jambes.

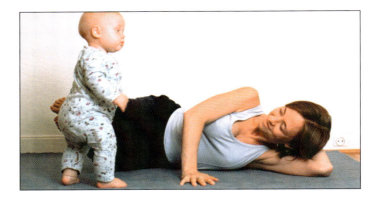

Tonique à deux

À faire à deux. Restez rigide comme une planche et descendez en
arrière, puis remontez.

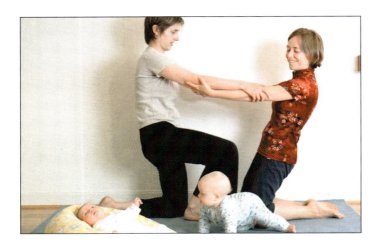

Torsion avec bébé

Faites l'avion ! Sans lever la tête !

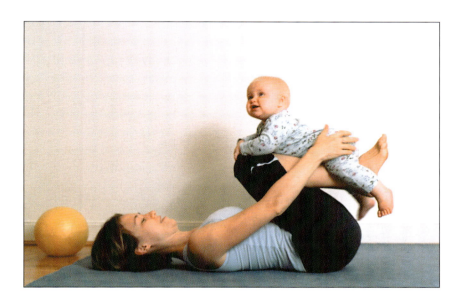

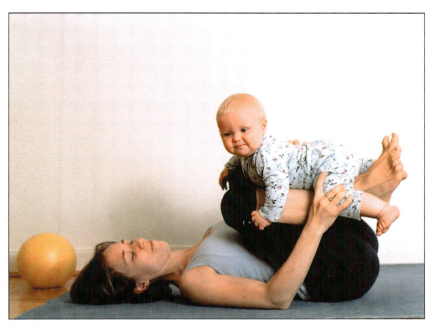

La meule

Un exercice avec étirement des adducteurs.

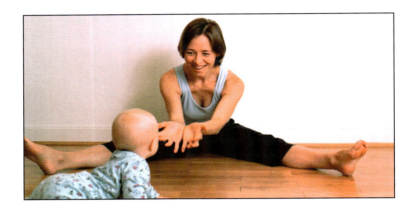

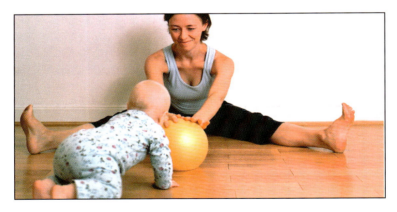

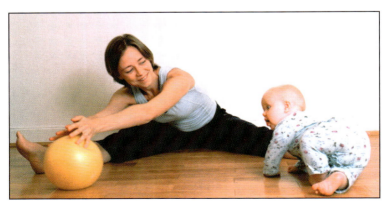

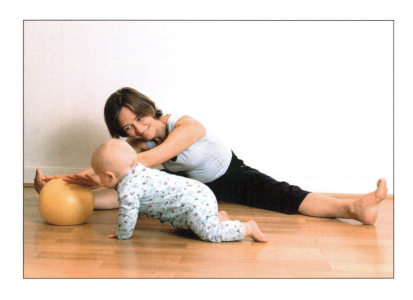

Les grands et petits obliques

En expirant, écrasez un petit ballon et tentez de soulever les genoux, pendant que bébé escalade.

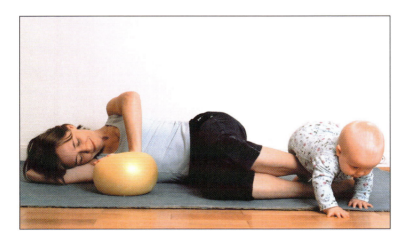

CHAPITRE 7

LA GYM AVEC BÉBÉ

Bébé grandit, et vous retrouvez peu à peu forme et tonus. Continuez sur votre lancée, avec ce choix d'exercices pour vous remuscler et faire disparaître les tensions au fil du temps. Et maintenant que votre enfant est plus grand, faites-le participer à plein à vos exercices !

Les cuisses

Après les abdos, vous pouvez penser maintenant à vos jambes…

Les quadriceps

Ce sont les muscles antérieurs des cuisses.

Les exercices que vous connaissez déjà

Parce que oui, vous en connaissez déjà beaucoup ! Quand vous avez cherché à activer votre circulation, bercer bébé ou aller le chercher au sol, vous avez déjà bien fait travailler ces quadriceps…

Avec un tabouret ou une chaise
Retrouvez l'exercice pour activer la circulation (chapitre 5). C'est aussi une très bonne manière de se « refaire » des jambes !

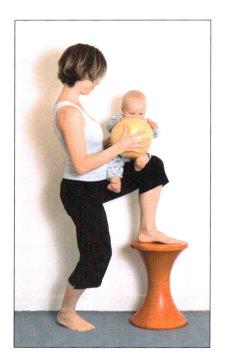 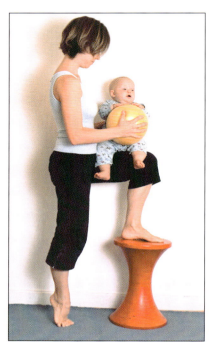

La génuflexion
Se relever correctement, sans coup de rein, surtout avec bébé dans les bras, demande de « bonnes jambes ».

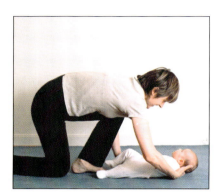 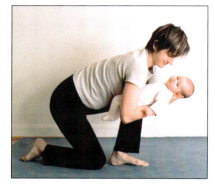

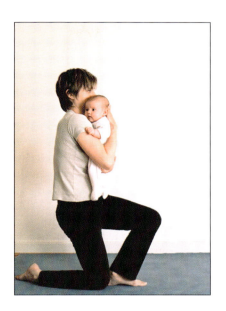
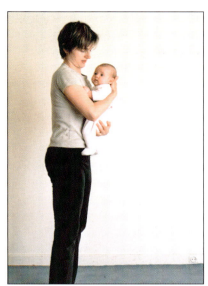

Avec un petit ballon
Vous vous massez le dos en berçant bébé, un petit ballon glissé dans
votre dos contre le mur. Cela équivaut pour les cuisses à une préparation au ski !

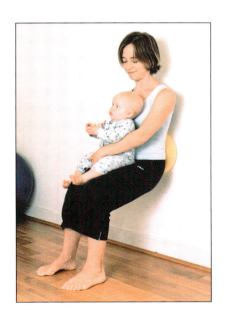
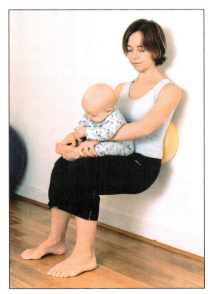

Attention ! Arrêtez-vous quand ça devient trop dur et remontez. Petit à petit, vous descendrez de plus en plus bas, jusqu'à vous retrouver accroupie.

Les grandes fentes

Debout, avancez un pied en avant, fléchissez le genou, gardez bien la jambe arrière tendue, bébé dans les bras ou assis sur votre cuisse. Penchez le buste, le dos droit, puis revenez. Bébé adore ça !

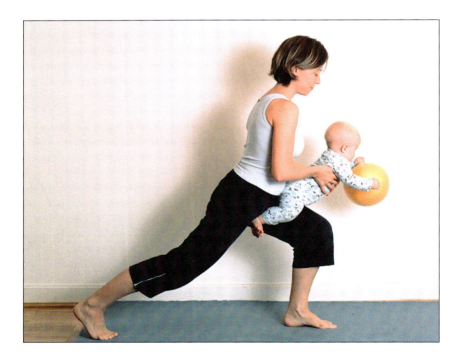

Les fessiers

Pour eux, les demi-ponts (voir chapitre 6) sont des postures de choix… Enrichissez-les et découvrez-en d'autres !

Variantes du demi-pont avec Bébé

Ces exercices se prêtent particulièrement à la participation de Bébé

Posé sur les cuisses
Son petit poids fait travailler davantage vos muscles !

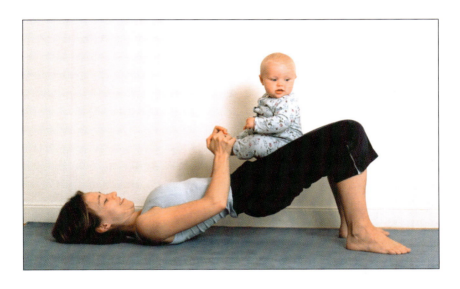

Posé sur votre bassin
En plus, il fait travailler les adducteurs !

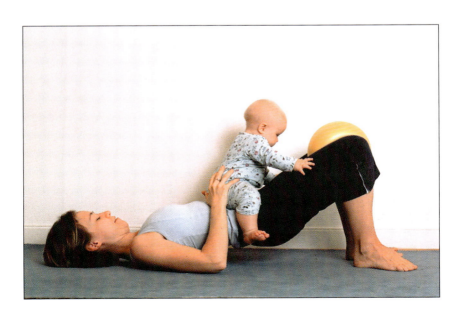

Avec un gros ballon
Accroupissez-vous, le dos en appui sur le ballon, montez le bassin le plus possible, le dos toujours en contact avec le ballon.

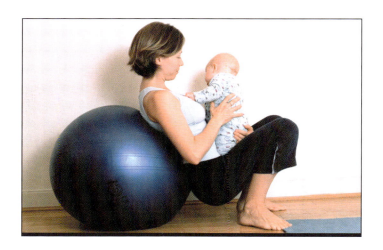

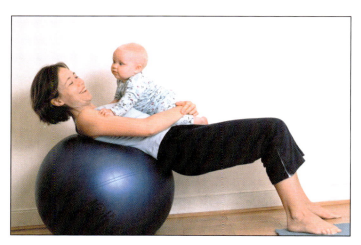

L'étirement diagonal

À quatre pattes
Portez le poids du corps en arrière, étirez un bras devant, la jambe opposée loin derrière, soulevez le bras et la jambe, sans venir trop en arrière pour éviter de cambrer et de pousser sur le ventre.

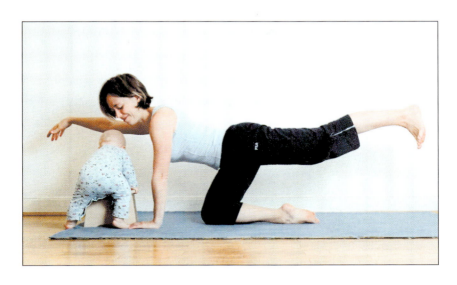

À genoux
Poussez les fesses vers l'avant et les genoux vers l'arrière.

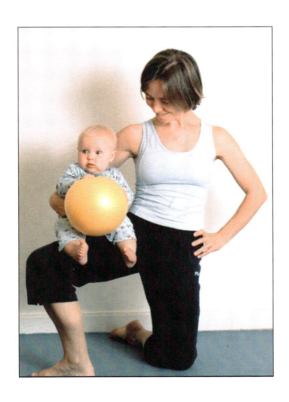

Les adducteurs

Ce sont les muscles internes des cuisses.

Les exercices que vous connaissez déjà

Là encore, vous êtes déjà une experte.

Les postures contre les sciatiques
Revoyez celles ou vous êtes couchée sur le côté ou sur le dos, avec croisement des cuisses (chapitre 3).

Avec les abdominaux
Retravaillez ceux qui comportent une opposition bras-jambes, avec le bras à l'intérieur de la cuisse (chapitre 6).

Avec un petit ballon
Vous pouvez reprendre le demi-pont (chapitre 6) en serrant un ballon entre vos genoux.

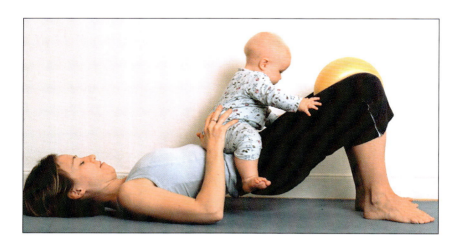

Le ballon écrasé

Couchez-vous sur le côté, un ballon entre vos jambes, puis tentez de rapprocher les genoux.

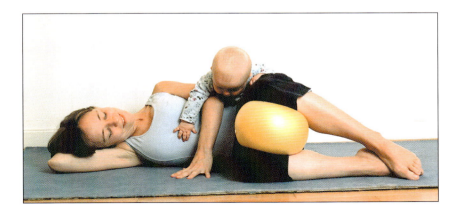

Si Bébé fait de l'escalade, ça aide !

Les étirements

Apprenez à vous étirer pour vous détendre.

Le haut et le bas du dos

Pour le haut, revoyez le chat (chapitre 6).
    Pour le bas, retrouvez votre petit ballon et les accroupis le long du mur (chapitre 5).

Le chat avec bébé

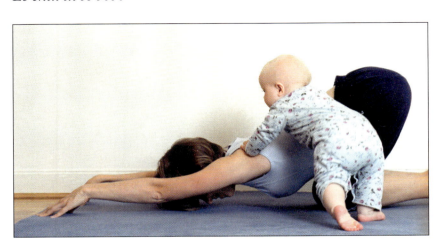

Les muscles derrière les cuisses et les mollets

Il s'agit d'étirer et de détendre toute la chaîne musculaire posté-
rieure.

Le coureur à pied

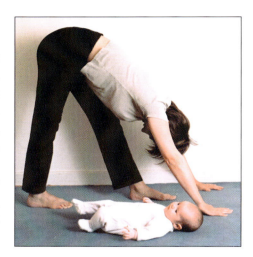

Départ comme dans les
starting-blocks, un genou
au sol, un pied posé, les
mains de chaque côté du
pied. Étirez bien le dos, la
poitrine le plus haut possible, le ventre sur la cuisse.

Essayez de vous déplier
en tirant les fesses en
arrière, ventre toujours
collé sur la cuisse.

L'accent circonflexe

Départ à quatre pattes, dépliez-vous en tirant les fesses en arrière et
vers le haut, en poussant sur les mains.

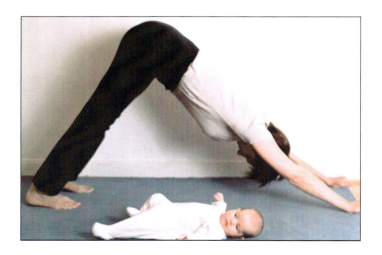

Avec la sangle

Vous connaissez déjà (voir chapitre 6), mais tentez d'aller plus loin dans l'étirement.

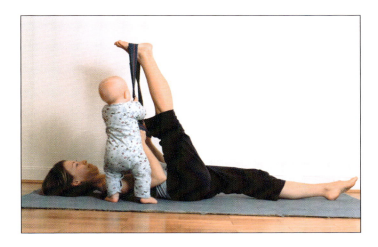

La meule

Vous connaissez aussi. Placez le bassin bien en avant, penchez le buste en gardant le dos droit, puis avancez vers la cuisse pour vous étirer latéralement.

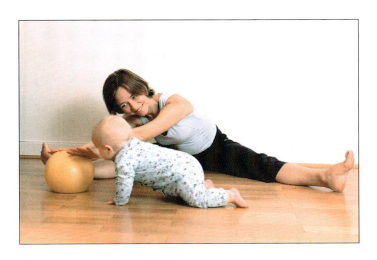

Variante de la meule

Procédez de la même façon, mais avec une jambe tendue et un genou fléchi.

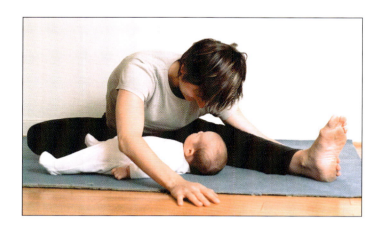

L'étirement latéral

C'est la marche à quatre pattes (chapitre 6) avec une inflexion latérale.

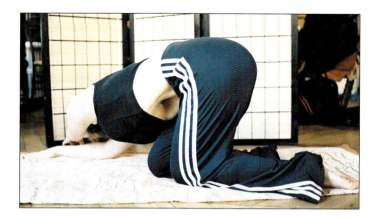

Avec un gros ballon

Jouez les sirènes. Étirez-vous le long du ballon.

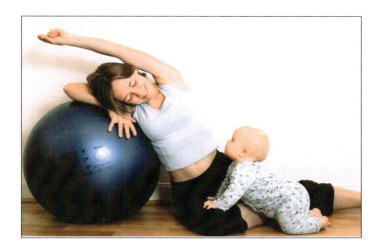

La nuque, le haut du dos, les épaules

C'est une zone tellement tendue ! Elle mérite elle aussi quelques soins.

La fausse inspiration thoracique

Revoyez toutes ses variantes (chapitres premier et 6), en alternant toujours des « dos creux » et des « dos ronds » et surtout le recul du cou, pour étirer la nuque.

Les torsions des épaules

Étendez-vous sur le côté en chien de fusil. Glissez votre bras inférieur en tirant l'épaule vers l'avant, puis faites un grand cercle avec le bras de dessus, derrière la tête. Terminez les bras en croix, levez la tête et tournez vers le bras que vous cherchez à poser.

    Ne forcez pas, respirez… Il se peut que ça tire dans le milieu du dos, surtout d'un côté. Attendez que la détente arrive, c'est un vrai miracle !

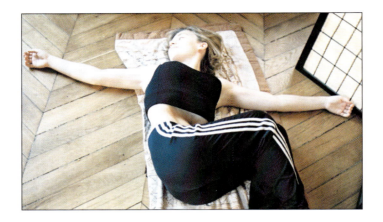

Les demi-ponts

Les demi-ponts sont toujours excellents. On peut aussi aller plus loin avec une chaise.

Les équilibres

L'arbre

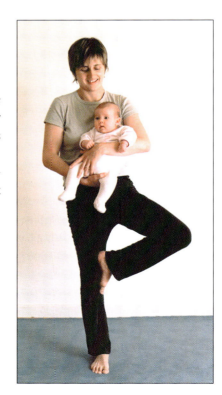

Restez en équilibre sur une jambe, le pied de l'autre posé sur le genou. Poussez bien les fesses en avant et le genou en arrière.

Circulation, fessiers, abdominaux, ouverture de hanche, c'est un exercice complet.

CHAPITRE 8

LA SEXUALITÉ
PENDANT LES SUITES DE COUCHES

Hormonalement, la femme est dans une situation à la fois de femme ménopausée ou de petite fille non pubère et, en même temps, « comblée » par les décharges d'ocytocine, hormones du plaisir.

La sécheresse vaginale, les douleurs et l'appréhension s'il y a eu des sutures périnéales ou une césarienne, le volume et la sensibilité excessive des seins, l'écoulement du lait ne facilitent pas toujours l'aspect « mécanique » des choses.

Sur le plan psychologique, la période est difficile. Il faut faire ses preuves en tant que mère, il faut accepter des modifications dans son corps. Si on ne s'aime pas, il est difficile d'être dans la séduction.

Sur un plan plus intime, des problèmes d'incontinence, une sensation de béance, d'ouverture sont évidemment des obstacles dont beaucoup de femmes n'osent pas parler.

En dehors de toute douleur, il y a souvent une diminution des sensations due au relâchement périnéal, qui n'est pas clairement identifié en général mais qui se traduit par une plainte de la femme (« Je ne sens rien ») ou du partenaire (en fait plus rarement, mais la femme projette l'idée qu'il ne sera pas satisfait).

Quand reprendre les rapports

La question ne se pose pas en termes de danger ou de contre-indication médicale. Il est important de comprendre que la priorité biologique n'est pas sexuelle pour la femme. Il est normal de n'avoir pas envie de sexe… alors qu'on a besoin de beaucoup d'amour. Mais on peut avoir envie de faire plaisir au partenaire. C'est aussi ça l'amour. Si ce n'est pas douloureux, il n'y a pas de problème. Et si vous en avez envie, ne vous privez pas !

Mais si l'absence de désir s'éternise, il ne s'agit plus de biologie, de douleur, de fatigue… Inutile de laisser la situation se gâter. Occupez-vous de reprendre goût à être belle, à séduire et retrouvez votre confiance en vous (sport, soins corporels du type endermologie). Cela vaut la peine car votre couple peut être menacé alors qu'il devrait être porté par la réussite commune : avoir eu un beau bébé.

N'hésitez pas à consulter un psychologue (plutôt en couple car le problème n'est jamais dû totalement à l'un des partenaires, c'est un rapport à deux), une conseillère conjugale ou un sexologue. Plus vous laissez les choses traîner plus ce sera difficile. Une aide légère au bon moment est plus efficace qu'une chirurgie lourde plus tard !

Les erreurs à éviter

Il faut éviter de regarder son périnée pour la première fois après l'accouchement, avec des a priori du genre : « La cicatrice doit être moche, ce doit être tout ouvert, tout relâché ». Se mettre dans une position qui ouvre particulièrement la vulve, par exemple accroupie au-dessus d'une glace, est une très mauvaise idée !

Comme vous n'avez en général aucune référence, aucune comparaison possible, vous risquez de mal interpréter une anatomie normale. Il aurait mieux valu avoir une idée précise de son aspect avant la grossesse ou une vision dans une position plus neutre qui corresponde à ce que perçoit par exemple le partenaire.

Beaucoup de femmes amplifient le problème, comme un bouton sur le nez qui devient monstrueux si on le regarde à la loupe.

Surtout ne répétez pas sans arrêt que ce n'est pas beau, pas bien, pas comme avant, en demandant instamment à votre partenaire de confirmer votre jugement.

En général, comme pour le bouton, le problème est beaucoup moins évident pour les autres. Mais, si vous insistez pour qu'on regarde le bouton, on finira par le voir et vous dire qu'il y a un bouton. Ce que vous allez interpréter comme un rejet profond, dans le contexte de fragilité où vous êtes.

Si votre corps pose vraiment un problème à votre compagnon, il l'exprimera d'une manière ou d'une autre. S'il ne s'en plaint pas et qu'il semble toujours aussi amoureux, rappelez-vous que *les rapports sexuels sont la meilleure rééducation périnéale !*

Les solutions

Protégez et travaillez votre périnée, demandez à votre partenaire de s'occuper de vous à tous niveaux : massages, caresses, etc.

Ne tolérez pas qu'une cicatrice soit douloureuse, dure, gonflée après trois semaines. Consultez votre gynécologue et même plus tôt si c'est très douloureux. Il y a parfois à enlever des fils résorbables ou à reprendre la cicatrice (brides, petits kystes sur des fils, etc.)

Vous pouvez masser le périnée avec de l'huile d'amande douce par exemple, entre le pouce et l'index, l'un à l'intérieur du vagin, l'autre à l'extérieur, en étirant progressivement la zone rétractée et durcie. Certaines crèmes peuvent être utilisées.

Vous pouvez consulter un kinésithérapeute spécialisé en rééducation périnéale, sans attendre les six semaines. Il pourra faire des massages et utiliser des courants spécifiques des douleurs, très efficaces.

N'hésitez pas à utiliser des lubrifiants vaginaux.

Les positions

Essayez des positions qui facilitent la pénétration. Si votre bassin est au-dessus de votre thorax, par exemple la levrette, ou une position bassin surélevé par des coussins, cuisses ramenées sur le ventre, le vagin est plus ouvert.

Si la cicatrice est asymétrique, essayez sur le côté. Il y en a un où le frottement sera moins sensible.

Il en est de même s'il y a une contracture dans un des faisceaux iliaques du périnée, la fameuse « corde » sur les parois du vagin, qui peut faire mal lors des pressions du pénis.

TABLE DES MATIÈRES

Achevé d'imprimer en juin 2005
par la Nouvelle imprimerie Laballery (Clamecy, Nièvre)
pour le compte de Robert Jauze éditeur
41, rue Barrault 75013 Paris.

Composition de Catherine Dupin (Paris).
Dessins et schémas de Sophie Dumoutet et David Lee Fong
sauf page 28 (Jean-Daniel Pourroy et Katharina Kuhn), pages 14
gauche et 57 (I. A. Kapandji, extraits avec son aimable autorisation du
tome 3 de son livre *Physiologie articulaire. Schémas commentés
de mécanique humaine*, Paris, éditions Masson, 1975), page 35 (DR).
Photos de Jean-Paul Bouteloup et Bernadette de Gasquet.
Maquette et mise en page de David Lee Fong (Paris).
Couverture de David Lee Fong.

Numéro d'impression : 505190
Dépôt légal : 2e trimestre 2005.

Imprimé en France